血脂异常患者用药宜与忌

杨 玺 编著

金盾出版社

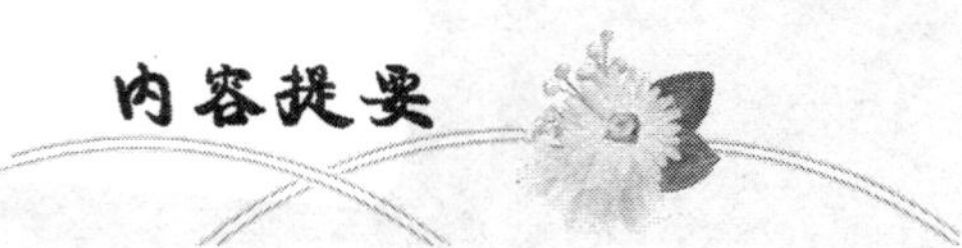

内容提要

本书简单介绍了血脂异常的一般知识，包括血脂异常的概念、病因、临床表现、诊断、危害性及防治血脂异常中的宜与忌，详细叙述了血脂异常的治疗，调脂药的相关知识，包括常用调脂药简介、他汀类和贝特类药的调脂作用等，血脂异常的药物治疗包括血脂异常药物治疗的对象、选择、合理用药等，血脂异常的中医及中西医结合用药，血脂异常并发其他疾病如糖尿病、高血压、动脉硬化、冠心病、脑卒中等用药方面的预防知识。其内容新颖、系统、实用，适合广大读者，尤其适合血脂异常患者阅读，同时对临床医师也有一定的参考价值。

图书在版编目(CIP)数据

血脂异常患者用药宜与忌/杨玺编著．— 北京 ：金盾出版社，2016．12

ISBN 978-7-5186-0892-8

Ⅰ．①血… Ⅱ．①杨… Ⅲ．①高血脂病—用药法 Ⅳ．①R589．2

中国版本图书馆 CIP 数据核字(2016)第 071025 号

金盾出版社出版、总发行

北京太平路 5 号(地铁万寿路站往南)

邮政编码：100036 电话：68214039 83219215

传真：68276683 网址：www.jdcbs.cn

封面印刷：北京印刷一厂

正文印刷：北京万博城印刷有限公司

装订：北京万博城印刷有限公司

各地新华书店经销

开本：850×1168 1/32 印张：6．25 字数：157 千字

2016 年 12 月第 1 版第 1 次印刷

印数：1～4 000 册 定价：19．00 元

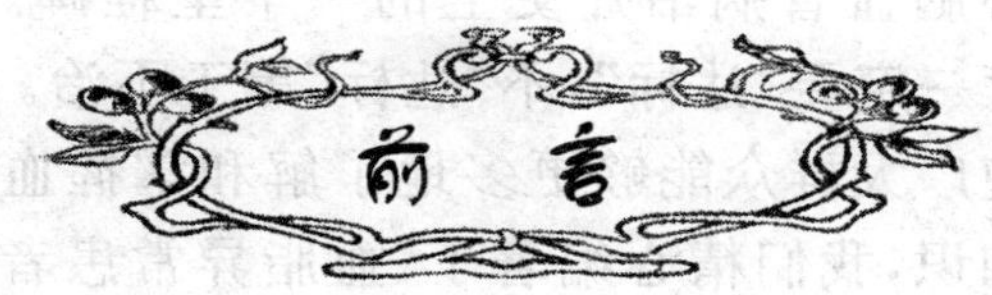

血浆中的胆固醇和(或)三酰甘油升高,即人们常说的"高血脂"或"高脂血症"。近年研究发现,胆固醇和(或)三酰甘油升高时常伴有高密度脂蛋白降低,所以临床上统一称之为血脂异常。可见,血脂异常不是指各项指标都高,而是指对身体不利的三酰甘油、总胆固醇、低密度脂蛋白过高,而对身体有利的高密度脂蛋白过低。也就是说该低的不应低,该高的不应高。

血脂异常是心脑血管病的主要危险因素。大部分血脂异常患者虽然本身症状并不明显,但其心脑血管可悄悄地逐渐硬化,最终会导致冠心病和脑卒中等动脉粥样硬化性疾病。因此,规范调脂治疗对于心脑血管病的预防和治疗具有重要的临床意义。调脂的第一目标是降低低密度脂蛋白。

目前,常用的调脂药主要有他汀类药和贝特类药。他汀类调脂药除了调节血脂外,还有增强内皮功能,减轻炎症,减少血栓形成,降低斑块破裂的多种作用,从而减少急性心肌梗死、猝死等临床心血管事件的发生。因此,他汀类药和贝特类药是一种"神奇的药物",在心脑血管病防治上所起的作用,丝毫不亚于 20 世纪 40 年代以来青霉素对感染性疾病治疗所引发的一场医学大革命。他汀类药是目前临床上应用最广泛的一类调脂药，成为调脂药的主力军。可以毫不夸张地说，他汀类药的问世和应用是现代心脑血管病治疗史上的一个里程碑。但是，切记调脂治疗一定要“达标”，不“达标”等于不治。

为了使广大群众能够更多地了解和掌握血脂异常方面的防治知识，我们精心编著了《血脂异常患者用药宜与忌》，适宜广大群众及血脂异常患者阅读，希望该书能够成为大家的益友。必须注意的是，读者在用药过程中一定要遵医嘱，若有问题随时向医师请教，不可盲目行事，以免引起不必要的麻烦，甚至带来一些不良后果。

本书的内容深入浅出、通俗易懂、防治结合、以防为主、重点突出。在写作方面力求集科学性、知识性、趣味性、实用性于一体。然而，由于笔者水平所限，缺点、错误在所难免，敬请读者不吝指正。

杨　玺

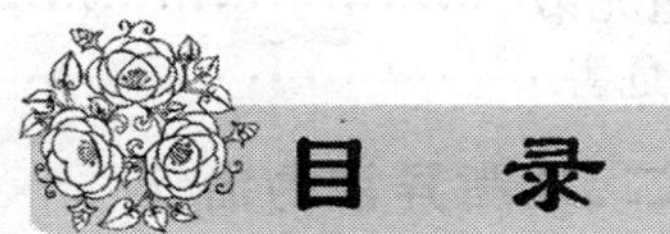

目　录

一、血脂异常的基础知识

二、血脂异常的治疗

三、调脂药的相关知识

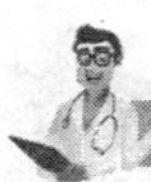

五、血脂异常的中医及中西医结合用药

六、老年人血脂异常的药物治疗

七、血脂异常并发其他疾病的用药

一、血脂异常的基础知识

(一)血脂异常的一般常识

1. 什么是血脂

脂肪是由脂肪酸组成,动物和植物脂肪都含有不同数量的脂肪酸。脂肪酸有3种类型:饱和脂肪酸、单酸不饱和脂肪酸和高度不饱和脂肪酸。除此之外,脂肪还以胆固醇(也称总胆固醇,TC)、三酰甘油(TG)及磷脂等形式存在。食物中脂肪90%以上是以TG的形式存在。

血液中的脂肪类物质(简称脂质),统称为“血脂”。人体中的血液由血细胞(红细胞、白细胞、血小板)和血浆组成,血脂就弥散在血浆中。血液中有两种主要的血脂,即TC和TG,其中TC又主要以低密度脂蛋白胆固醇(LDL-C,占TC的75%)和高密度脂蛋白胆固醇(HDL-C,占TC的25%)的形式存在。LDL-C携带TC进入周围组织(包括血管),而HDL-C可将TC从组织中反向转移到肝脏。

血脂是供应人体热能的主要来源,构成细胞的基础原料,还参与体内的激素等重要生命物质的合成,是人体必需的营养成分之一。它们主要来自食物,少部分在人们体内的新陈代谢过程中产生。正常人体内的脂类物质的吸收、产生与消耗、转化维持动态平衡,所以血脂含量基本恒定不变。

血脂不是可有可无,而是必须有合适的水平。血脂的某些成分过高或过低都将对人体产生“无声无息”的严重危害。

2. 什么是血脂异常

细心的读者会发现，许多书籍、刊物在谈血糖、血压和血液黏稠度不正常时，会简单地称之为“高血糖、高血压和高血黏”，但在谈血脂不正常时，就不能说“高血脂”或者“高脂血症”，而要说“血脂异常”。由于研究发现胆固醇（TC）和（或）三酰甘油（TG）升高时常伴有高密度脂蛋白（HDL）降低，所以目前临床上统一称之为血脂异常。可见，血脂异常不是指各项指标都高，而是指对身体不利的 TG、TC、低密度脂蛋白（LDL）过高，而对身体有利的 HDL 过低。也就是说该低的不低，该高的不高。

血脂异常本身几乎不引起症状，常不为患者所觉察，只是依靠血脂检测确定诊断。正常人的血脂水平是：血 TC 血清应低于 6.2 毫摩/升（240 毫克/分升），血 TG 血清应低于 1.7 毫摩/升（150 毫克/分升）；如果血 TC 达到或超过 5.2 毫摩/升（200 毫克/分升），TG 达到或超过 2.26 毫摩/升（200 毫克/分升）则可分别诊断为“高胆固醇血症”和“高三酰甘油血症”；两者均异常升高则称“混合型血脂异常”。

近年来，血脂测定还增加了两项重要的内容。其一为 LDL，它含有很多 TC，可促进冠心病的发生，称为“致动脉粥样硬化性脂蛋白”，正常人的含量不超过 3.26 毫摩/升（130 毫克/分升），冠心病患者应力求控制在 2.6 毫摩/升（100 毫克/分升）以下。另一种为 HDL，它可防止血脂异常引起的冠心病，获得了“抗动脉粥样硬化性脂蛋白”的美名。正常人其血中含量应超过 1.04 毫摩/升（40 毫克/分升），如果低于 1.04 毫摩/升（40 毫克/分升），也属血脂异常。血脂异常时，脂质在血管内皮下沉积引起动脉粥样硬化，产生冠心病和周围血管病等。由于动脉粥样硬化的发生和发展则需要相当长的时间，所以多数血脂异常患者并无任何异常的表现。而患者的血脂异常则常常是在进行血液生化检验（测定血 TC 和

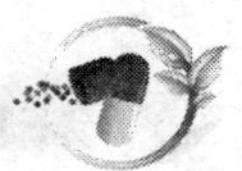

TG)时被发现的。另外,少数患者可出现黄瘤,就是皮肤上质地柔软的,黄色、棕红色或橘黄色的结节、斑块或丘疹状的隆起。

根据病因在临床上可将血脂异常分类为原发性与继发性两种。后者由其他疾病引起,发病率较低。而原发性血脂异常可能与有关基因、脂蛋白及其受体或酶类异常有关。然而,血脂异常还与许多其他的动脉硬化危险因素有关。

3. 高脂血症称谓不准

由于血脂异常给人们带来的“不良”印象,所以有一些人就认为血脂不是“好东西”。其实这种认识是错误的,血脂的主要成分为胆固醇(TC)、三酰甘油(TG),它们是人体必需的营养物质。TC是构成细胞的重要物质,没有它细胞就不存在,人体更不可能存在;TG提供人体各种活动所需要的热能,它们在人的生命活动中扮演着十分重要的角色。

单纯的血脂是不能溶于血液中的,它们要与血液中的蛋白质结合起来,形成各种颗粒大小、密度不同的脂蛋白才能溶于血液中。研究发现,富含TC的低密度脂蛋白(LDL)被血管内皮吞噬后,形成硬化斑块,造成动脉粥样硬化,人们把LDL中的TC称为“坏胆固醇”;而高密度脂蛋白(HDL)可以将细胞内的游离TC运出,减少动脉粥样硬化的形成,人们称HDL中的TC为“好胆固醇”。这“两升高一降低”也就是人们习惯上所称的“高脂血症”,因为有的含量升高,有的降低,所以笼统地称高脂血症并不准确,更为准确的说法应该是“血脂异常”,治疗应该称为“调脂”,而不应该称为“降脂”。也就是说,把血液中过高的TC和TG降下来,把过低的HDL升上去。

4. 血脂异常的常见病因

(1)高胆固醇血症:饮食中饱和(动物)脂肪摄入过多、肝硬化、控制不好的糖尿病、甲状腺功能减低、肾病及遗传性高胆固醇血症。①遗传因素。据统计,每500人中约有1人患家族性高胆固醇血症,他们常常过早地发生冠心病。②膳食因素。爱吃肉、动物内脏和油腻食物的人,TC往往容易升高。③体重。调查显示,超重或肥胖的人TC比较高。④体力活动。不爱运动、不爱劳动的人TC水平会增高。⑤性别和年龄。血液中TC水平会随着年龄的增长而增加,妇女在50岁以后,TC水平高于男性。⑥饮酒过量。饮酒可损害肝脏和心肌,导致高血压,并升高TG水平。⑦精神压力。许多研究都证明,长时间的精神压力可引起血TC升高;另一方面,有些人往往吃许多高脂肪食物来对付压力,这也是血TC升高的重要因素。

(2)高三酰甘油血症:过多热能摄入、酗酒、未控制好的严重糖尿病、肾病,以及某些药物(如雌激素等)和遗传性高三酰甘油血症。

5. 易患血脂异常的人群

易患血脂异常者主要有如下几种:①有血脂异常家族史者。②肥胖者。③中老年人。④35岁以上长期大鱼、大肉、高脂、高糖饮食者。⑤绝经后妇女。⑥长期吸烟、酗酒者。⑦不爱运动者。⑧有糖尿病、高血压、脂肪肝疾病患者。⑨生活无规律、情绪易激动、精神长期处于紧张状态者。

6. 诊断血脂异常的"五个方面"

(1)常出现头昏脑涨或与人讲话间隙容易睡着。早晨起床后感觉头脑不清醒,早餐后可改善,午后极易犯困,但夜晚很清醒。

(2)眼睑皮肤黄色瘤是中老年妇女血脂增高的信号,主要表现在眼睑上出现淡黄色的小皮疹,刚开始时为米粒大小,略高出皮肤,严重时布满整个眼睑。

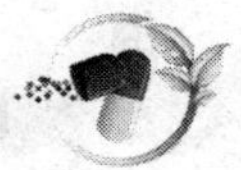

(3)小腿经常抽筋，并常感到刺痛，这是胆固醇积聚在腿部肌肉中的表现。

(4)短时间内在面部、手部出现较多黑斑(斑块较老年斑略大，颜色较深)，记忆力及反应力明显减退。

(5)看东西一阵阵模糊，这是血液变黏稠，流速减慢，使视神经或视网膜暂时性缺血、缺氧所致。

(二)血脂的检验及血脂异常的诊断

1. 需要定期检查血脂的人

头晕、头痛、失眠、胸闷气短、记忆力下降、注意力不集中、健忘、体形偏胖、四肢沉重或肢体麻木等，都是血脂异常的前兆。20岁以上的成年人都应进行血脂检查，需要定期进行血脂检查者如下：已罹患冠心病、脑血管病或周围动脉粥样硬化疾病患者；高血压和糖尿病患者、肥胖者、吸烟者；有冠心病或动脉粥样硬化家族史者，尤其是直系亲属中有早发病或早病死者，家族中有血脂异常者；有黄瘤(黄疣)者；40 岁以上的男性和绝经后的女性，这部分人也属于冠心病或动脉粥样硬化的高危人群。至于其他正常人则每隔 3～5 年检查一次血脂就可以了。

2. 宜学会看懂血脂检验单

(1)血清总胆固醇(CHO)：我国定义的 CHO 的分层标准，如 CHO＞6.22 毫摩/升为高危状态，5.18～6.19 为临界高危，CHO ＜5.18 毫摩/升为正常水平。血清 CHO 是最早被认识到与心血管疾病存在密切联系的血脂指标。但需注意的是，CHO ＜5.18毫摩/升并不代表一定不会发生心血管疾病。多项研究表明，＜5.18 毫摩/升依然存在一定的心血管疾病风险，尤其是同时伴有糖尿

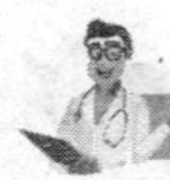

病、高血压等其他危险因素时。

(2)血清高密度脂蛋白(HDL)和低密度脂蛋白(LDL):胆固醇(TC)在体内不溶于水,必须与蛋白质结合才能运输。TC与不同的蛋白相结合,通过高速离心的方法可以人为地将其分为HDL、LDL、中间密度脂蛋白(IDL)和极低密度脂蛋白(VLDL)。目前,通常检测并报告HDL、LDL,体内的TC主要是LDL。

大量动物实验及解剖学证明,引起冠心病的粥样斑块中的主要成分就是LDL。所以,LDL作为调脂治疗的首选指标,如同CHO一样,LDL也有自己的分层标准。如果以LDL作为药物调脂治疗目标,在糖尿病伴心血管病患者中应将LDL降至2.07毫摩/升以下;而糖尿病患者应将LDL降至2.59毫摩/升以下。我国定义的LDL的分层标准:LDL＞4.14毫摩/升为高危状态,3.37～4.12毫摩/升为临界高危,＜3.37毫摩/升为正常水平。

HDL水平反映了机体将TC运输至肝脏处理的能力,HDL水平降低反映了机体处理TC能力的降低,导致TC的体内积聚,增加心血管疾病的风险。所以,HDL的降低被作为心血管疾病的危险因素。大量研究显示,HDL每降低0.26毫摩/升(10毫克/分升),心血管病的危险性可能增加2%～3%。我国定义的HDL的分层标准:HDL＜1.04毫摩/升为高危状态;1.04～1.55毫摩/升为临界高危;HDL＞1.55毫摩/升为正常水平。目前,越来越多的目光关注到了HDL,不少研究表明,调脂治疗中在关注降低LDL的同时也应重视升高HDL。而提高HDL的简单有效方式是体育运动。

(3)载脂蛋白(APO):同样都是TC,为什么在HDL中的就是好的,而在LDL中的就是坏的呢?这主要就是因为各自结合的蛋白不同。由此可见,“坏”和“好”主要取决于各类与脂类相结合的蛋白,这些蛋白就被称为APO。

体内目前有数种APO,而细分亚类之后更有数十种之多。各

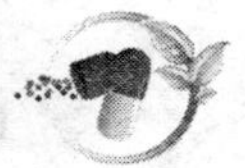

类 APO 作用不同，而临床上应用最多、关注最多的是载脂蛋白 A_1 ($ApoA_1$)和载脂蛋白 B(ApoB)。

$ApoA_1$ 是 HDL 的主要结构蛋白，ApoB 是 LDL、VLDL、IDL 的主要结构蛋白。所以，与 HDL 和 LDL 一样，$ApoA_1$ 是好的 Apo，而 ApoB 是坏的 Apo。$ApoA_1$ 与 HDL 呈一定相关性，对于临床来说越高越好；而 ApoB 与 LDL 呈一定相关性，对于临床来说越低越好。

$ApoA_1$、ApoB 与 HDL、LDL 临床应用中存在一定的交叉，那是否测了 HDL、LDL 就不要再测 $ApoA_1$、ApoB 了呢？越来越多的研究和临床实践证明了这种看法的错误。

以 ApoB 与 LDL 为例，如果把 ApoB 看成一个人，而 LDL 是人戴着的帽子，两者结合就形成了致动脉粥样硬化的 LDL(一个戴着帽子的坏人)。那怎么才能把坏人从人海中找出来呢？可以找坏人戴的帽子(LDL)，也可以找坏人本身(ApoB)。由于长期以来临床上习惯去找坏人戴的帽子，开发的药物或治疗措施都针对帽子，那狡猾的坏人则有可能脱下帽子。这样表面上坏人的数量减少了，实际上危险性依然存在。所以，同时检测 Apo 及脂蛋白胆固醇并了解其比值，就能够帮助我们全面地了解体内血脂代谢的情况。

(4)三酰甘油(TG)：最初的研究认为，含有 TG 的脂蛋白体积大无法进入血管内皮，故 TG 与引起心血管疾病的粥样斑块形成无关。但一类家族性高 TG 血症患者中，心血管疾病高发的事实让人们逐渐认识到 TG 也是心血管疾病的重要危险因素之一。而且研究显示，体内高 TG 往往与糖尿病、高血压及高胆固醇饮食、吸烟等心血管疾病的危险因素相关联。

我国定义的 TG 的危险分层标准：TG＞2.26 毫摩/升为高危状态，1.70～2.25 毫摩/升为临界高危，TG＜1.70 毫摩/升为正常水平。尤其要注意的是，TG 受饮食因素、生理因素影响极大，检

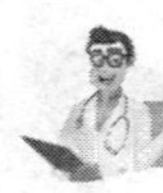

测前应禁食12小时以上抽血，同时要注意24小时内应无剧烈的运动，至少2周内保持一般的饮食习惯及体重稳定。如异常应在2个月内进行多次检测，但2次检测至少相隔1周。保持良好的生活习惯是降低血清TG浓度的有效手段，烟酸及贝特类药物也能有效降低血清TG。

(5)脂蛋白a(LPa)：是利用免疫方法发现的一类特殊的脂蛋白，其成分类似于LDL。LPa浓度主要与遗传有关，基本不受性别、年龄、体重、适度体育锻炼和大多数降胆固醇药物的影响，是独立的心血管疾病的危险因素，通常以300毫克/升为重要分界，高于此水平者患冠心病的危险性明显增高。

总之，全面检测并评价各项血脂指标能有效地评估心血管疾病的风险，并帮助早期干预治疗。但值得注意的是，心血管疾病是多因素所致，血脂指标是其中重要一环但不是全部，年龄、性别、环境等相关因素也决定着心血管疾病的发生。关注血脂指标，同时应控制其他危险因素如糖尿病、高血压等，远离心血管疾病的风险。

3. 血脂异常的诊断标准

目前，国内一般以成年人空腹血清CHO>5.72毫摩/升，TG>1.70毫摩/升，诊断血脂异常。将CHO在5.2～5.7毫摩/升者称为边缘性升高。根据血清CHO、TG和HDL的测定结果，通常将血脂异常分为以下4种类型。

(1)高胆固醇血症：血清TC(>5.72毫摩/升)含量增高，而TG(<1.70毫摩/升)含量正常。

(2)高三酰甘油血症：血清TG(>1.70毫摩/升)含量增高，而TC(<5.72毫摩/升)含量正常。

(3)混合型血脂异常：血清TC(>5.72毫摩/升)和TG(>1.70毫摩/升)含量均增高。

(4)血脂异常的诊断标准包括低高密度脂蛋白血症：血清

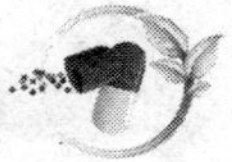

HDL(<9.0 毫摩/升)含量降低。

4. 不宜认为血脂都对人体有害

血脂，是指人体内的中性脂肪(TC 和 TG)和类脂(磷脂、糖脂、固醇、类固醇等)，它们是人体不可缺少的生理物质。胆固醇是合成某些重要激素、维生素的主要成分。TG 主要参与能量的产生和储存。如果不能为人体提供热能或热能过低，好比汽车没有燃料无法行驶，人的健康也将受到影响。磷脂是人体细胞膜的重要组成部分。所有这些生理活性物质，在体内只有达到一定的水平，才能发挥其生理作用，超过生理范围，不论过高或过低，都对身体有害。

5. 不宜认为血胆固醇越高越不好

人体血液中的胆固醇有两种，一种是 LDL，另一种是 HDL。现已发现 LDL 是导致动脉粥样硬化的罪魁祸首，而 HDL 越高，越不易患动脉粥样硬化和冠心病，LDL 每增加 0.26 毫摩/升，冠心病的危险性增加 10%；HDL 每增加 0.13 毫摩/升，冠心病的危险性减少 10%。从这个意义上讲，HDL 是胆固醇家庭中的"好人"，所以不能一概而论。

6. 不宜认为只有胖人才会血脂异常

实际上，血脂异常并不是胖人的专利，很多体型苗条的人也会得。膳食中的脂质对体内脂蛋白水平具有重要影响作用。在摄入大量饱和脂肪酸及胆固醇的人群中，其血胆固醇水平比摄入量较低者高出 10%～25%。

很多人认为，瘦人不会患血脂异常、胖人才会患血脂异常，其实这是错误的想法。饮食习惯和遗传因素是血脂异常的两个决定因素。胖人不一定血脂异常，瘦人的血脂也不一定就正常。而有

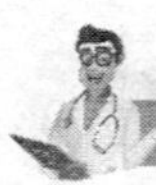

血脂异常危险的人可采用生活方式干预法，将血脂控制在正常范围内。在体检中，瘦的人被查出有血脂异常，而胖的人却平安无事，人们一定很吃惊，因为一直以来，大家都以为只有胖人才会患上血脂异常这种“富贵病”，其实不然。

血脂异常分为原发性与继发性两类：一类是原发性血脂异常，目前认为主要与遗传因素有关；另一类是继发性血脂异常，与其他疾病及生活饮食结构改变有关，常见于控制不良的糖尿病、饮酒、甲状腺功能减退、肾病综合征、透析、肾移植、胆管阻塞、口服避孕药等。就身体胖瘦而言，最多见的是偏胖者，但瘦人患血脂异常者也不少见。因为血脂异常与体型胖瘦无必然联系，所以不能以胖瘦来判断血脂异常的有无。

“血脂异常专找胖子”是误区。胖瘦和血脂异常虽然有一定关系，但不是必然。它与很多因素有关，包括家族史、糖尿病、肥胖、吸烟、不良饮食习惯等。此外，绝经后女性和 40 岁以上的男性，也都属于高危人群。由于血脂紊乱可以在相当长时间内无症状，瘦人若误认为自己与血脂异常无缘，在饮食和生活方式上毫无节制，一旦出现症状就会比其他人更严重。因此，瘦人也应特别注意血脂。在临床上，瘦人的血脂异常特点多为 LDL 偏高，而 HDL 水平多低于正常水平，这类人很易患上心脑血管疾病，也要格外注意。

7. 不宜认为血液看起来混浊的就是血脂异常

血液中脂肪过高时，的确会让血液呈混浊状。不过也有误认的时候。如抽血检查，因为抽的血是静脉血，本来看起来就比较暗，并不是血脂异常造成的结果。

此外，有些检查项目，抽血不需要经过禁食，如检验血红蛋白、甲状腺功能，如果是刚吃完饭后抽的血，TG 较高，血液也会比较浊。一般的抽血检查，如检验 TC，则需要事先禁食 8 小时。

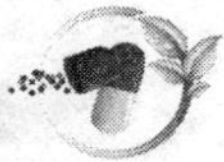

8. 不宜认为检验单上无"箭头"就正常

大多数血脂异常患者都是在体检验血时发现的，所以很多人都格外关注体检结果中的胆固醇指标，检验单上没有发现"箭头"就觉得安然无事。

很多患者根据自己的检验单据显示没有明显异常，就以为自己的血脂水平达标了，从此不再按时服用药物，甚至停药，这是大多数患者的错误认识。因此，患者的血脂水平比正常人要求更为苛刻，血脂水平只有降到 2.1 毫摩/升以下才算达标。所以，是否合格还要经过医生的诊断才能定性。

其实，一般人群和已患有冠心病、高血压、糖尿病等疾病，或者已经发生过心肌梗死、卒中的患者，相应的血脂正常值是不同的。这些人群的血脂目标值要求更严格，应低于血脂检验单上的参考值，即 LDL＜2.6 毫摩/升(100 毫克/分升)。

40 岁以上男性、绝经女性、肥胖、黄色瘤、血脂异常及心脑血管病家族史的人，其胆固醇指标也不能仅仅参考检验单上的指标，而应该控制得更低一些。且这类人群作为患血脂异常的高危人群，应该每年检测 1 次血脂。

9. 不宜认为血稠就是血脂异常

血脂过高会造成血黏稠度增高，血流缓慢，血液中过多的脂质沉积于血管壁，形成动脉粥样硬化斑块。斑块不断长大，使血管逐渐狭窄甚至阻塞，引起心绞痛、心肌缺血、脑梗死、脑软化等疾病。斑块破裂会引发一连串的反应，使动脉迅速堵塞，引起急性心肌梗死甚至猝死。

血液黏稠度从来都不是心内科医生判定血脂问题的标准，因为它与血脂异常没有直接关系，只是一个受很多因素影响的物理指标。如同一个人，在天冷时血液就会变稠些；血糖高的人也可能血稠。

10. 不宜用血稠来衡量血脂异常

血稠和血脂异常并不是一回事，用血稠来衡量血脂异常不科学。血稠也不是预测将来会不会发生脑卒中的指标，因为血稠就疏通血管更没有科学依据。经常听到患者说，我血稠给我开疏通血管的针，通通血管吧！血稠这个概念源自血黏度。早期曾经作为卒中预报的指标。后来研究发现，血液黏稠度与脑卒中和心肌梗死没有明显关系，基本已被临床淘汰。

血液黏稠度和血脂异常是完全不同的概念。血液黏稠度是血液的理化特性之一，与血液中的多种成分有关。全血黏度主要取决于血中血细胞比容高低，也就是主要与红细胞多少有关，血浆黏度主要与血浆蛋白多少有关，尤其是纤维蛋白原。血脂对血液的黏度影响较小，血脂异常患者血黏度有轻微升高。

血脂异常包括高胆固醇（TC）血症、高低密度脂蛋白（LDL）血症、低高密度脂蛋白（HDL）血症和高三酰甘油（TG）血症等。其中，高 TC 血症也包括高 LDL 血症对心血管危害最大，危害并不主要表现在对血黏度的影响上，而是 TC 会像水垢一样沉积在血管壁形成动脉粥样斑块，阻塞管腔引起心肌缺血和脑缺血；如果斑块破裂就会形成急性血栓引起脑卒中和心肌梗死。

11. 不宜认为血脂异常与高脂血症是一回事

“高脂血症”和“血脂异常”两个词，让人以为是两种病，其实这两者说的是同一种病，即指血液内脂质水平超出正常的一种病理状态，不是独立的疾病，是脂质代谢异常引起的。

一般测定血脂包括 4 项：TC、TG、LDL、HDL。前 3 项高于正常值，后一项低于正常值时，对冠心病、脑血管病、糖尿病影响较大，促使其发病、恶化、致死、致残。

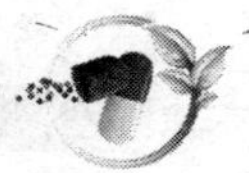

“血脂异常”和“高脂血症”这两个词其实都是一种误称。因为上述 4 种脂类，并不都是“高有害”，对于 HDL 而言，是高有利、低有弊，所以应更其名为“血脂异常”，而“调节血脂药”也称为“调脂药”，这样就合情理了。

12. 不宜认为血脂异常就是三酰甘油高

许多人觉得，血脂异常就是“油水”过多，也就是三酰甘油(TG)指标高。其实不然，血脂是血液中脂肪类物质的统称，其中主要包括胆固醇(TC)和 TG。血脂异常一般包括三类情况，即血清中的 TC 或低密度脂蛋白(LDL)高于正常范围、TG 水平高于正常范围，或高密度脂蛋白(HDL)水平低下。

对人体健康存在严重危害的主要是 TC 异常，尤其是 LDL 过高。LDL 也被称为“坏胆固醇”，血液中含有过多的 LDL，会沉积于动脉血管壁，再加上其他损害血管内皮因素的共同作用，就会形成粥样斑块。这些斑块就像血管中的“不定时炸弹”，斑块一旦破裂，会导致血栓的形成，从而造成血管狭窄或直接导致急性心肌梗死、卒中甚至猝死。因此，LDL 是目前重要的血脂检测指标。即使 TC 水平不是很高而 LDL 过多，仍应当引起重视。相反，HDL 是一种保护性的脂蛋白，能够防止动脉粥样硬化。因此，如果 TC 增多仅仅是由于 HDL 较多引起的，对身体健康并没有影响。

13. 单凭一次检测血脂的异常不宜诊断为血脂异常

由于血脂水平本身有较大的生物学波动，季节变化、月经周期及伴发疾病等均会影响检测结果。所以，至少需要在第一次检测血液以后 1～2 周复查。每次检测前，都应禁食 12～14 小时，并停止服用调节血脂的药物至少 2 周。如果 2 次检测的结果都不正常，而且所得数值相差不超过 10%，就可以据此诊断为血脂异常了。当然，测定血脂时，最好还同时检测一次血糖、肝功能等有关项目。

首次检查血脂在正常水平者，一般可在 1～5 年后复查，但“重点对象”应在 6～12 个月复查。

14. 不宜认为血脂异常不要紧

实践证明，血脂异常是一种严重影响健康，可以致残、致死的疾病，是导致动脉硬化的元凶，而动脉硬化是导致心脑血管疾病（心绞痛、心肌梗死、偏瘫）的罪魁祸首。

血脂异常与冠心病和中风都有关系。全球进行了许多有关降低胆固醇（TC）防治冠心病的研究，结果明确表明，血浆 TC 降低 1%，冠心病事件发生的危险性可降低 2%。近年来，高胆固醇与缺血性脑卒中的关系的认识也在逐渐加深。流行病学和随机临床对照研究表明，随着低密度脂蛋白（LDL）水平的降低，缺血性脑卒中的风险也可减少。

其实血脂异常常不能引起患者注意，因为动脉粥样硬化的发生、发展需要较长时间，很多患者要到体检时才被发现，而一旦发现自己的血脂异常，一定要进行治疗。

15. 不宜认为血脂异常一定有症状或三酰甘油高危害最大

在通常情况下，有血脂异常的人没有明显症状和异常体征。诊断时，血脂异常主要通过血液生化检验加以判断。仅有很少一部分有血脂异常的人可以见到黄色瘤。

其实，低密度脂蛋白（LDL）与动脉粥样硬化的关系最密切，危害最大。临床上常用血脂检查指标有 4 项，包括 TC、LDL、HDL 和 TG。这 4 种指标中，LDL 最重要，可以渗入动脉血管壁中，开

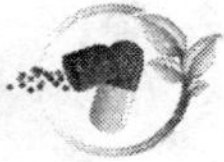

启动脉粥状硬化过程，进而引发各种心血管疾病，因此 LDL 又称“坏胆固醇”。

(三)血脂异常的危害

1. 血脂异常的“黑道兄弟”

(1)高血压病：高血压病的发生发展与血脂异常和冠心病密切相关。大量研究结果显示，许多高血压病患者常并发脂质代谢异常，表现为 TC 和 TG 含量较正常人显著增高，而 HDL(可防止血管硬化的脂蛋白)显著降低。另一方面，许多血脂异常也常并发高血压。两者何因何果目前尚不清楚，但现已证实，高血压病患者的血清脂质和脂蛋白代谢紊乱，与动脉粥样硬化的发生发展直接相关。高血压病和血脂异常均属冠心病的主要易患因素，而且当两者同时并存时，则冠心病的发病率将远较仅存在一项者为高，提示它们具有协同的作用。一旦高血压病和血脂异常联手，患者发生心脑血管疾病的危险性将大大增加。

(2)肥胖症：肥胖症患者的机体组织对游离脂肪酸的动员和利用减少，血中的游离脂肪酸积聚，血脂容量增高。研究表明，肥胖与一系列血脂异常有关。体重每增加 10%，血浆 TC 相应增加 0.3 毫摩/升(12 毫克/分升)。年龄在 20～75 岁超重者，高 TC 血症的相对危险是非超重者的 1.5～2 倍。因此，肥胖是引起血脂异常重要原因之一，必须积极控制体重，对预防和治疗血脂异常，防治动脉粥样硬化、心脑血管疾病均大有益处。

(3)糖尿病：大部分糖尿病患者伴有继发性血脂异常，约有 50%糖尿病患者并发血脂异常。1 型糖尿病患者常出现 LDL(致动脉粥样硬化脂蛋白)代谢紊乱。2 型糖尿病患者伴有血脂异常更为常见，这可能与患者肥胖、缺少运动、进食较多高饱和脂肪酸和高 TC 食物、吸烟、饮酒等有关。如果把糖尿病称为“狼”，那么血脂异常就是“狈”，它们“狼狈为奸”，互为帮凶！糖尿病患者血脂异常的特点如下：①高 TG 血症较高 TC 血症更为多见(有 30%～40%的患者 TG＞2.25 毫摩/升或 200 毫克/分升)。②餐后血脂水平明显高于普通人群。③HDL 下降。④致病性很强的 LDL 由于糖化和氧化，清除减慢，故其对糖尿病大血管病变的危害性最大。由于血脂异常并发糖尿病时发生冠心病的危险较高，应引起高度重视。

(4)脂肪肝：血脂异常可以引起脂肪肝，因为肝脏与脂质物质的代谢密切相关，它可使脂肪的消化吸收、氧化、转化及分泌等过程保持动态平衡。由各种原因导致脂肪代谢功能发生障碍，均可使脂类物质的动态平衡失调。脂肪在肝细胞内大量堆积，就会引起脂肪肝。血脂异常患者由于营养过剩，致使肝细胞内堆积脂肪、TC、TG 或磷脂，一般患者可以毫无症状，往往在体检时发现有脂肪肝，中、重度脂肪肝可有明显症状，如肝区不适等。目前，脂肪肝的诊断主要靠腹部 B 超检查。

(5)动脉粥样硬化：近年研究发现，血中 TC、LDL 及 TG 增高和 HDL 降低与动脉粥样硬化关系密切。最近研究发现，脂蛋白 a (LPa)与动脉粥样硬化的发生也具有密切关系。临床资料表明，动脉粥样硬化常见于高 TC 血症。如果每日进食的 TC 过多，超过了人体代谢的需要，血中 TC、TG 就易于沉积于血管内膜，形成动脉粥样硬化；而血中 HDL 可将过剩的 TC 运回肝脏，排出体外，从而降低 TC 并保护了动脉。血中 TG 的增高与动脉粥样硬化的发生也有一定关系。心脑血管病主要源于动脉粥样硬化，动脉粥样硬化 80%是由血脂异常造成的。

(6)冠心病：这是人们最关心的问题，因为冠心病可以发生心绞痛、心肌梗死甚至猝死。血浆 TC 越高，患冠心病的危险越大，在血 TC＜4.5 毫摩/升 (175 毫克/分升)的人群中，心肌梗死的危

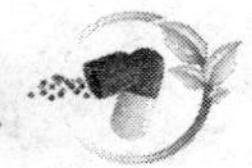

险性是 TC>6.5 毫摩/升(250 毫克/分升)的 50%。饮食习惯对血脂的影响很大,如日本人的冠心病发生率较低,但移居到美国饮食习惯发生很大改变,随之 TC 水平升高,冠心病发生率增高。高 TG 多与肥胖及摄入糖类有关,单独 TG 高并不增加冠心病的危险性,过高的 TG>11.3 毫摩/升(1 000 毫克/分升)有患急性胰腺炎的危险,如 TG 高的同时并发有 TC 增高即增加发生冠心病的危险。HDL/LDL 的比值可预测冠心病的危险,比值越低其危险性越高,血 TC/HDL 的比值大于 4.5 时冠心病发生率很高,此比值小于 4∶1 时得冠心病概率就很少。如 HDL<0.9 毫摩/升(35 毫克/分升),即使血 TC 正常也不能免除患冠心病的危险。最近研究表明,有些冠心病患者虽无血脂异常,但血中的 HDL 显著降低,由于它是“抗动脉硬化脂蛋白”,其不足可以说明这种人清除动脉壁中 TC 的能力较差,所以也易发生动脉粥样硬化。

(7)其他:如饮酒与吸烟,酒中含有乙醇,对血脂代谢可产生一系列影响。很多研究发现,嗜酒者血清 TC、TG、LDL 均会明显升高,尤其是后两者,而且这些患者患高血压、脑卒中和肝硬化的危险性也大大增加。吸烟是冠心病、心肌梗死的重要危险因素,更是血脂代谢障碍的影响因素,吸烟者血清 TG 含量通常比不吸烟者高 10%~15%。如吸烟者同时伴有血脂异常和高血压,则冠心病的发病率可增加 9~12 倍。开始吸烟的年龄越早,每日吸烟支数越多,烟吸入越深,则危险性越大。

可以肯定地说,无论 TC 增高,还是 TG 增高,都是冠心病的主要危险因素,因为两者都促进动脉粥样硬化的形成和发展。另外,血脂是构成血液黏度的因素之一。因此,血脂异常还可导致血浆黏度增加,促进血栓形成,使原来已经发生粥样硬化的血管管腔进一步狭窄,甚至促发心血管恶性事件。上述血脂异常的“黑道兄弟”,可以是两个联手,也可以是两个以上联手。“黑道兄弟”越多,危害越大,且其危害是“相乘”的。过去人们往往是对血脂异常及其"黑道兄弟"采取分兵围攻把守，但实际上常常是事倍功半。必须强调的是，血脂异常及其"黑道兄弟"要同步进行综合控制、综合治理，方可取得事半功倍的效果。

2. 血脂异常的其他危害

血脂异常具有如下危害：①血脂异常会加大血液的黏度，危害循环系统中的微循环灌注。体内大量的 LDL 与乳糜微粒在血液之中游离并沉积，降低血液的流速，增大血液的黏稠度，使血液中的纤维蛋白原与血小板极易粘连，形成游离栓子，使微循环的毛细血管淤滞，并降低红细胞的电泳能力、变形能力。②血脂异常会导致脑卒中。人体一旦形成高血压，会使血管经常处于痉挛状态，而脑血管在硬化后内皮受损，导致破裂，形成出血性脑卒中，而脑血管在栓子式血栓形成状态下淤滞，导致脑血栓和脑栓塞。③血脂异常会导致肝功能损伤。长期血脂异常会导致脂肪肝，而肝动脉粥样硬化后受到损害、肝小叶损伤后，结构发生变化，尔后导致肝硬化，可有肝功能损害。④血脂异常会导致机体形成大量自由基，损害人体细胞。人体血液中如有大量脂质物质游离和沉积，会增加机体耗氧量，并通过氧化作用，形成脂质过氧化自由基，游离在血浆中，侵害机体细胞，使细胞死亡、衰老，导致人体衰老，细胞功能损伤。⑤血脂异常会导致人体 pH 值呈弱酸性。大量脂质蛋白游离在血浆中，极易氧化酸败，使人体体液酸化，易受病毒细菌侵扰，并影响骨质钙的分解游离，导致缺钙和骨质疏松。⑥血脂异常会降低人的抵抗力。人的肥胖过度，是生理上一种衰老的现象，缺乏运动和体内酸化所带来的是亚健康状态，血脂异常、高黏血症会带来各种脏器的供血供氧不足，影响免疫细胞的生成转化率，更易受细菌、病毒的侵扰和危害，使身体免疫力低下，百病丛生。

二、血脂异常的治疗

1. 改善生活方式有利于调节血脂

(1)限制高脂肪食品:在临床中发现,多吃含高热能、高胆固醇、高脂食物和很少吃富含纤维、植物蛋白等食物的人,容易得血脂异常。长期大量饮酒的人,容易使三酰甘油(TG)增高。因此,血脂异常的人,应采用低糖饮食,即每日糖类的摄入应限制在150～200克,折合大米200～250克,甜食、糖果等食品也应少吃,还应戒酒,尤其要限制富含胆固醇(TC)的食品,可适当多食用植物油。平时要多吃调节血脂的食物,如洋葱、大蒜、木耳、香菇、海带、豆类、燕麦、大麦等。其中,洋葱、大蒜、豆类、香菇中含的物质有利于血TC水平下降。严格选择TC含量低的食品,如蔬菜、豆制品、瘦肉、海蜇等,尤其是多吃含纤维素多的蔬菜,可以减少肠内TC的吸收。

(2)限制甜食:糖可在肝脏中转化为内源性TG,使血浆中TG的浓度增高,因此应限制甜食的摄入。

(3)减轻体重:对体重超过正常标准的人,应在医生指导下逐步减轻体重,以每月减重1～2千克为宜。降体重时的饮食原则是低脂肪、低糖、足够的蛋白质。

(4)加强体力活动和体育锻炼:体力活动不仅能增加热能的消耗,而且可以增强机体代谢,提高体内某些酶,尤其是脂蛋白酯酶的活性,有利于TG的运输和分解,从而降低血中的脂质。尤其是脑力劳动者和离退休老年人中的血脂异常患者,最好选择较长距离的步行、快走或慢跑,每日持续进行30～60分钟。坚持运动,不但可消耗体内储存的多余脂肪,降低血浆中TC和TG的含量,而且可提高 HDL 的浓度，从而促使已经沉积在动脉血管壁上的 TC 转移至肝脏内，进行分解代谢。

(5)戒烟及少饮酒：适量饮酒，可使血清中 HDL 明显增高，LDL 降低。因此，适量饮酒可使冠心病的患病率下降。酗酒或长期饮酒，可刺激肝脏合成更多的内源性 TG，使血液中 LDL 的浓度增高引起高 TC 血症。因此，中年人还是以不饮酒为好。嗜烟者冠心病的发病率和病死率是不吸烟者的 2～6 倍，且与每日吸烟支数呈正比。原因之一与嗜烟者（每日吸烟超过 20 支）血清中 TC、TG 水平升高及 HDL 水平降低有关。

(6)避免过度紧张：对血脂异常要采取正确的态度来对待。患病后千万不要有恐惧情绪而过分紧张，因精神紧张本身也可使血脂异常。应仔细分析血脂异常的原因，除少数人是由于遗传因素外，大多数人是由于各种不同因素引起的，称为继发性血脂异常。如糖尿病、甲状腺功能低下、肾病综合征等都可能引起 TC 或 TG 增高。情绪紧张、过度兴奋，可引起血中 TC 及 TG 含量增高。凡有这种情况，可以应用小剂量的镇静药。对饮食及体育疗法确实无效者，可在医生指导下适当使用一些调脂药。

2. 血脂异常患者最怕的事情

(1)怕夜间痉挛：血脂异常会伤害双腿，导致下肢动脉硬化闭塞症，血管堵塞会让腿部因供血不足而无法正常活动。一些患者感觉腿像灌满了铅、疲劳或者灼痛。特别是睡觉时，发生腿部痉挛，坐起或轻微运动后可缓解疼痛，就要怀疑血脂是否出现问题了。

(2)怕多吃鸡蛋：吃鸡蛋应把握饮食胆固醇摄入标准。健康者 TC 摄入量应控制在每日 300 毫克以下，血脂异常患者 TC 摄入量应控制在每日 200 毫克以内。1 个鸡蛋的蛋黄约含 186 毫克 TC，鸡蛋白不含 TC。每周可吃 4 个鸡蛋。

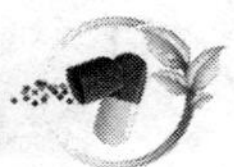

(3)怕二手烟:如果是吸烟者,那就赶紧戒掉吧。另外,还应远离二手烟环境。因为吸烟会导致 HDL(好胆固醇)被自由基“氧化”,LDL(坏胆固醇)水平居高不下,进而增加心脏病和脑卒中危险。

(4)怕老年环:老年环是最常见的一种双侧性角膜周边变性,其病理是血脂在角膜周边堆积所致。有家族性血脂异常的人,体内 TC 和 TG 水平都偏高,更容易发生眼部疾病,即使在年轻患者中,老年环也可能会环绕整个角膜。控制 TC 和 TG 水平是治疗的根本。单纯高 TC 通常不会导致老年环。老年环虽然不影响视力,但的确是体内血脂水平过高的外在体现,发现老年环,应及时控制血脂。

(5)怕烟酸类药物过量:合理剂量的烟酸类药物可有效控制高 TC、血脂异常。但过量服用烟酸类药物则相当危险。烟酸过量的症状包括:皮肤严重发红并伴有头晕、心跳加速、瘙痒、恶心呕吐、腹痛腹泻及严重肝脏损伤。

(6)其他:血脂异常患者切忌睡前吃大量的安眠药和降压药,因为这些药物会导致血流减缓,血液黏稠度增加,缺血性脑卒中危险增大。

3. 治疗血脂异常宜遵循的原则

(1)诊断明确:应用调节血脂药的目的是纠正血脂异常,减少心血管病的危险性,为此要明确血脂异常的类型和程度。

(2)确定引起血脂异常的原因:应根据不同的原因进行相应的处理。

(3)个体化治疗:①根据血脂异常的类型、程度,进行相应处理。②根据患者有无心脑血管病危险因素,制订相应危险分级及治疗标准。

(4)综合治疗:如通过饮食、适度的运动和药物治疗相结合的方式，才能取得满意的疗效。①饮食疗法。采用饮食疗法可减少饮食中的 TC 和饱和脂肪酸，适量增加多烯脂肪酸、纤维素、新鲜水果和蔬菜，3～6 个月若未达到要求，再根据血脂异常的类型选用不同效能的调节血脂药。②运动疗法。运动可降低 LDL，升高 HDL。③药物疗法。如经 3～6 个月的适量运动和饮食疗法后，血脂水平仍异常者，应采用药物治疗。

(5)消除其他危险因素：①血脂异常只是动脉粥样硬化性心血管病的危险因素之一，在调节血脂治疗的同时，不可忽视其他危险因素的处理，如高血压、糖尿病、吸烟、肥胖和精神紧张等。②长期不间断，通常血脂异常纠正后停止治疗，往往又重新出现异常，所以要长期坚持。③定期复查，包括肝功能、肾功能、肌酶、血脂水平，以全面掌握治疗过程。

4. 调节血脂宜规范治疗

调节血脂包括通过药物和(或)非药物疗法降低异常升高的血清 TC、LDL 及 TG 水平，同时使 HDL 水平升高。其中，最重要的是控制 LDL 水平，兼顾调节 TG 和 HDL 水平。

(1)进行危险性分层评估，制订具体的血脂干预水平：对于单纯血脂异常、并发其他动脉粥样硬化性疾病危险因素(高血压、吸烟，有糖尿病、冠心病家族史，系老年人及男性等)及患有动脉粥样硬化性疾病这 3 种患者，其危险性依次逐渐增加。越危险的患者，越应将 TC 水平控制到较低水平，而且高危者应在进行非药物疗法的基础上尽早合用药物疗法。所有患者的其他血脂指标的理想水平为：HDL＞1.04 毫摩/升(40 毫克/分升)；TG＜1.70 毫摩/升(150 毫克/分升)，若 TG 升高，但未超过 4.07 毫摩/升(360 毫克/分升)时，应着重进行改善生活方式的非药物调脂；TG ＞4.07毫摩/升(360 毫克/分升)时，才考虑在非药物疗法基础上开始使用贝特类药进行药物调脂。

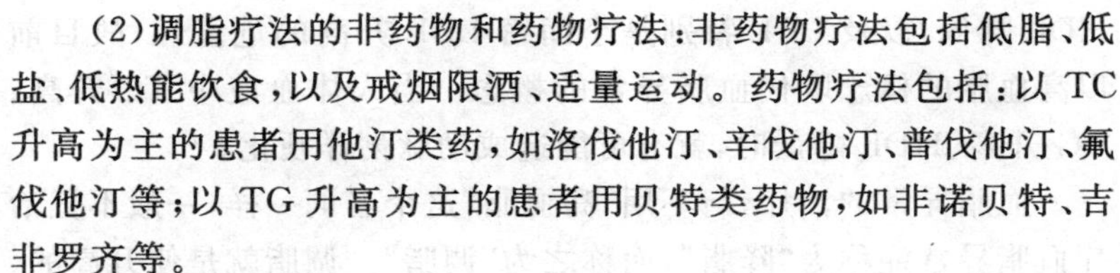

(2)调脂疗法的非药物和药物疗法：非药物疗法包括低脂、低盐、低热能饮食，以及戒烟限酒、适量运动。药物疗法包括：以 TC 升高为主的患者用他汀类药，如洛伐他汀、辛伐他汀、普伐他汀、氟伐他汀等；以 TG 升高为主的患者用贝特类药物，如非诺贝特、吉非罗齐等。

(3)血脂与肝功能监测：非药物治疗后 3～6 个月复查血脂，以后每 6～12 个月复查 1 次；药物治疗后 6 周复查血脂、肝功能，以后每 3～6 个月复查 1 次，达标后可每 6～12 个月复查 1 次。服用调脂药物期间，若血清丙氨酸氨基转移酶(ALT)升高≥3 倍，停调脂药观察；ALT 升高<3 倍，监测下(每 6～8 周复查 1 次)继续服药或适当减量。若出现肌肉疼痛时应测定肌酶。

总之，调脂疗法为终身治疗，应根据个人情况选择有肯定疗效的药物，摸索合适剂量，定期复查，长期坚持。应将药物与改善生活方式相结合、心血管病的一级与二级预防相结合，以期提高生活质量，益寿延年。

5. 调脂的第一目标是降低低密度脂蛋白

人们到医院检测血脂，在血脂谱中有多个项目：TC、TG、LDL、HDL。正常人和未经调脂的血脂异常患者的血脂谱中，LDL 占 TC 的 60％～70％。

LDL 颗粒小，占的比例大，对动脉的破坏性最强。如果 LDL 在血液中含量超过正常范围，就会钻到动脉内皮下，使动脉内皮的功能遭到破坏。由于 LDL 对动脉的破坏性最强，在 TC 中占的比例最高，所以它是血脂谱中最为关键的一项，降低 LDL 是调脂防治冠心病的第一目标。

6. 血脂异常的治疗究竟是降脂还是调脂

既往所称的高血脂，只重视 TC、TG 升高的危害性，忽略了

HDL 降低，以及 LDL 特别是小而密 LDL 升高的危害性，故目前以高血脂的概念取代血脂异常的概念。当人体血液中 TC 升高、TG 升高、HDL 降低时，就有可能造成动脉粥样硬化。

血脂异常的治疗，与不用“高血脂”这个名词一样，一般不把治疗血脂异常症称为“降脂”，而称之为“调脂”。调脂就是使升高的、对身体有害的脂蛋白水平有所下降，同时使降低了的、对身体有利的脂蛋白水平逐渐升高。

7. 血脂“正常”也需要调脂

近年来，国内外大规模临床试验证明，血脂检验结果在正常范围内并不一定就不需要治疗了，关键要看个体的具体情况。首先，所谓检验单上的血脂正常值是相对于健康成人而言的。例如，在某医院，如果患者血脂检验 TC 为 6.2 毫摩/升(243 毫克/分升)，检验单上不会标记“H”符号(代表高于正常值上限)，这对一个没有任何心血管疾病危险因素的健康人来说是基本正常的，但是对于有高血压、血脂异常或吸烟的患者，这个 6.2 毫摩/升的检查值就意味着血脂水平已经偏高了，只有当 TC＜5.72 毫摩/升(220 毫克/分升)时才算正常；而对于患有糖尿病、冠心病或动脉粥样硬化的患者，则这个正常值还要更严格一些，TC＜4.68 毫摩/升(180 毫克/分升)。由此可见，对不同人群的血脂水平要求也是不一样的。因此，当冠心病患者血脂检验结果在正常范围时，医生仍有可能开出调脂药物，以减少心血管事件发生的可能性。另外，有时患者的血脂已经达到上述的严格要求，但医生仍要求患者服用他汀类调脂药，如阿托伐他汀、辛伐他汀等，这是因为他汀类调脂药还有调脂作用以外的心血管保护作用，称为“他汀类药的非调脂作用”。

8. 血脂异常宜多长时间检查一次

以下人群应作为血脂检查的重点对象：已有冠心病、脑血管病

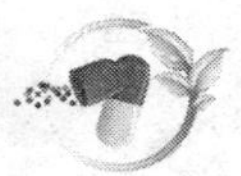

或周围动脉粥样硬化病者；有高血压、糖尿病、肥胖症及吸烟者；有冠心病或动脉粥样硬化病家族史者，尤其是直系亲属中有早发病或早病死者；有黄色瘤者；有家族性血脂异常者；40 岁以上男性、绝经期后女性；20 岁以上的成年人至少每 5 年测量 1 次血脂，40 岁以上男性和绝经后女性应每年进行 1 次血脂检查。若属于血脂检查的重点对象，则应每 3～6 个月测定 1 次。检查血脂前，应注意以下几方面问题。

（1）避免高脂饮食：抽血前 2 周保持平时的饮食习惯，3 日内避免高脂饮食，24 小时内不饮酒。取血检验前的最后一餐更应注意，忌食高脂食物，不饮酒。因为饮酒能明显升高血浆富含 TG 的脂蛋白及 HDL 浓度，导致检验结果有误差。采血前一日晚 20 时开始禁食，次日早 8：00～9：00 采取静脉血，即空腹 12 小时以上晨间取血。

（2）在生理和病理状态比较稳定的情况下进行检验：因为血脂水平可随一些生理及病理状态变化，如创伤、急性感染、发热、月经等。

（3）不要在服用某些药物时检查血脂：避孕药、β 受体阻滞药、噻嗪类利尿药、激素类药物等可影响血脂水平，导致检验结果出现误差。

9. 调脂宜达标

对调脂治疗的忽视已是普遍现象。近年来，在全国 18 家三甲医院进行的一项调查显示，1 000 例血脂异常患者经入院治疗，血脂治疗达标率仅为 10.1%，其中冠心病患者（伴血脂异常）血脂治疗达标率尤低，仅为 5.1%。另一项在全国 22 家三甲医院的调查则显示，2 200 例住院冠心病患者，竟有 35.9%未接受任何调脂治疗。

治疗血脂异常的达标标准如下：急性心肌梗死、不稳定心绞痛、冠心病或者脑血栓＋糖尿病患者，LDL<2.1 毫摩/升（80 毫克/分升），TC<3.2 毫摩/升（120 毫克/分升）；糖尿病、脑血栓、高血压＋3 个其他危险因素患者，LDL<2.6 毫摩/升（100 毫克/分升），TC<4.1 毫摩/升（159 毫克/分升）；高血压＋任何 1 个其他危险因素患者，LDL<3.4 毫摩/升（130 毫克/分升），TC<5.4 毫摩/升（200 毫克/分升）；无任何疾病或危险因素的血脂异常患者，LDL<4.1 毫摩/升（160 毫克/分升），TC<6.5 毫摩/升（240 毫克/分升）。

因此，应积极、主动地了解和掌握有关血脂异常防治方面的知识，以逐渐提高知晓率、治疗率和达标率。

10. 服用调脂药多长时间能达标

冠心病患者调节血脂关键在达标，即 TC<4.1 毫摩/升（159 毫克/分升），LDL<2.6 毫摩/升（100 毫克/分升）。目前，临床上普遍使用的是他汀类调脂药。应用这类药物，只要血脂能达标，对药物服用时间和服用剂量则没有具体要求。有些患者担心服用调脂药会损害肝、肾功能，其实对于肝、肾功能正常的患者来说，服用调脂药是非常安全的。在国外，一般调脂药的用量是我国的 2 倍，经临床观察对肝、肾功能影响都非常小。当然，原来就患有肝、肾疾病患者，应在医生的指导下，合理选用调脂药。

服用调脂药多长时间可把血脂降下来呢？有一种说法很形象：他汀类调脂药调脂就像青霉素治疗肺炎一样药到病除，1～2 周肯定能把血脂降下来。患者服用他汀类调脂药后，一般过1～2 个月可查一次血脂，观察血脂水平能否达标，对肝、肾功能有无影响。血脂水平控制得比较好，以后就可以 6～12 个月查一次血脂。调节血脂的原则是用最小药物剂量将血脂控制正常。如果血脂控制得比较好，如 TC 水平已经降到 3.5 毫摩/升（135 毫克/分升），甚至更低一些，这时可考虑减量，如减半量服用，经过一段时间，再

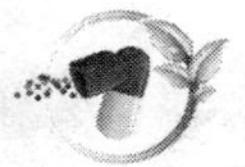

检测血脂，如果血脂不能达标，则应恢复原来的药量。如血脂控制得仍然比较好，还可考虑服用 1/4 剂量，甚至可改为隔日服用。他汀类药除有调节血脂作用外，还有稳定动脉斑块、抗凝、抗炎症、抗氧化等作用，因此即使血脂水平达标了，也应继续小剂量维持治疗，不要停药。

11. 调节血脂宜打持久战

(1)无声无息，并发症来如山倒：高血压病患者常有头痛、头晕、头昏等不适而提醒他们就医，加上测量血压没有任何痛苦，还可在家中自测，所以接受治疗的比例较高。血脂异常则不同，一是本身并不引起任何症状，二是需要抽血测量，检验结果还要等上数日才能知晓，最主要的是人们对血脂异常的危害性认识不足，所以患者大多听之任之。血脂异常主要危害是导致动脉硬化，使血管壁失去弹力，血管变窄。动脉遍布全身，是通过血液向各脏器、组织和细胞输送氧气和营养物质的血管，一旦硬化，就会引起致命的后果。例如，当脑动脉硬化时，血液就会形成血凝块堵塞脑血管，引起脑梗死；如果因高血压病等关系使变脆的脑血管破裂，就会引起脑出血。脑梗死和脑出血都会使氧气无法输送到脑细胞，最终导致脑细胞坏死，留下肢体瘫痪、语言障碍等后遗症，甚至丧命。当心脏的血管即冠状动脉发生硬化，就会出现心绞痛、心慌、憋气等不适。动脉硬化进一步发展，将使冠状动脉内腔变得极其窄小，血凝块堵塞其中，血液就完全停止了流动，这就是急性心肌梗死。

在血脂异常中，高 TC 是导致动脉硬化的最重要原因，这就是 TC 被人们视为反面角色的理由。需要特别指出的是，TC 也有好坏之分，其中 LDL 起搬运工的作用，把在肝脏和肠中合成的 TC 通过血液输送到全身组织，将多余的 TC 存放在血管壁等末梢组织；HDL 的作用与之恰恰相反，是把留在血管壁等末梢组织处的多余 TC 提取出来，加以集中，带回肝脏，发挥着清洁工的作用；如

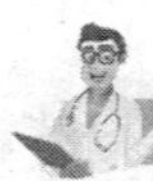

果前者多，就会沉积在血管壁，引起动脉硬化，如果后者多，血管壁就会被清扫干净，可以预防动脉硬化。动脉硬化的形成和发展是渐进性的和无声无息的，一般经过5～10年，血管腔狭窄到一定程度时，才会出现上述并发症，这就是血脂异常的可怕之处。因此，有以下情况者，应及早进行血脂检查和防治：①有冠心病、脑卒中或周围动脉粥样硬化病家族史者，尤其是直系亲属有早发病或早病逝者。②有高血压病、糖尿病、肥胖、吸烟等其他冠心病危险因素者。③40岁以上男性或绝经后妇女。④有家族性血脂异常者。

(2)因人而异，调脂方案度身定制：血TC水平越高，冠心病发病越早；血TC每降低1%，冠心病的危险性可减少2%。LDL和HDL的作用相反，LDL每增加0.26毫摩/升(10毫克/分升)，冠心病的危险性增加10%；HDL每增加0.13毫摩/升(5毫克/分升)，冠心病的危险性减少10%。因此，当首次查出有血脂增高，要尽早看医生。

(3)血脂中胆固醇更重要：人们总认为所说的血脂就只是指TG，其实血脂还包括TC。对心脑血管疾病发生来说，TC所起的作用更重要。TC主要存在于LDL中，这类脂蛋白像河塘里的淤泥，进入血管沉积在血管壁上，形成动脉粥样硬化斑块，使血管狭窄或堵塞，更可怕的是，这些斑块表面的“纤维帽”会破裂，造成斑块内容物与血液发生反应，在短时间形成血栓，使心脏上的大血管(冠状动脉)突然阻塞，造成患者在毫无症状的情况下突然死亡。因此，积极降低TC是对动脉粥样硬化相关的心肌梗死和脑卒中最关键和最根本的治疗。

(4)调脂不仅为保健：很多人认为调脂治疗并不是必须的，而是一种保健性治疗。他们怕增加经济负担，也担心用药后引起不良反应。实际上，坚持吃药可以节约大量治疗心肌梗死和脑卒中的医疗费用，也可减少发生心脑血管疾病所引起的致残、致死危险。

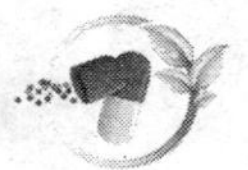

(5)停药病情容易反弹:人们总以为调脂治疗仅需 1 个疗程,血脂调节正常后就可以停药了。其实,动脉粥样硬化是长期形成的慢性病,需要长期治疗。国外大规模的试验证明,停药后病情容易反弹,像减肥后容易反弹一样。在心血管领域,目前既有治疗作用又有预防作用的药仅有 3～4 种,如他汀类药、阿司匹林、β 受体阻滞药等。他汀类药是最有效的调脂药物,可以消退或稳定动脉粥样硬化斑块,使之不破裂。已经明确有冠心病和动脉粥样硬化的患者应长期坚持服药。

(6)及早预防非常重要:心脑血管病是可通过养成良好的生活方式等来预防的。目前,美国每年用于调脂治疗的药费已多达 200 多亿美元;我国心血管疾病的治疗费用也在上升。专家认为,餐桌上的美味佳肴吃多了并不是什么好事,会带来很多危害。现在一些 10 多岁的孩子血管壁上就有了动脉粥样硬化的斑块,到了 40 岁后就很容易发生心脑血管疾病。因此,提倡控制饮食、多锻炼等健康的生活方式。全世界的经验告诉人们,一旦患上冠心病再进行饮食控制就很难奏效了,此时必须坚持服药。

血脂异常的危险性不仅取决于血脂异常的程度,还取决于是否存在动脉粥样硬化病或其他危险因素,治疗时只注意血脂的升高数值而忽视其他危险因素是错误的。由于存在这些危险因素,所以对每位患者而言,开始饮食疗法及服用调脂药的血脂水平并不相同,达到治疗目标的血脂水平也不相同。一般而言,有动脉粥样硬化或其他危险因素者,血脂在相对较低的水平就应开始治疗。应在医生的指导下,根据自身情况,选择调脂治疗的最佳时机和方案。不少患者在治疗达标后,就停止了药物治疗,有的患者吃吃停停,都是错误的。与高血压病的治疗一样,目前的调脂方法只是治标,而不能治本。调节血脂虽不要求终身治疗,但在调脂治疗达标后,过早地停药,血脂水平可以再度升高。在治疗达标后,还应在医生指导下制订一个长久的治疗计划,有效地长期控制血脂,使其维持在正常水平，切忌“三天打鱼，两天晒网”。

12. 血脂异常患者睡前“五忌”

(1)枕头过高：头部铺垫过高，颈部肌肉和韧带过度牵拉，会挤压颈部血管阻断血流，造成脑供血不足，容易导致脑梗死。

(2)睡前吃得过饱：饱餐后血液会向胃肠道集中，心脑的血流相对减少，易引起脑梗死、心绞痛、心肌梗死等疾病。

(3)睡前服用大剂量安眠药、作用较强的降压药或血管扩张药：这些药物会减缓血流，使血液黏稠度增高，大脑血液灌注障碍，易导致缺血性脑卒中。

(4)睡前酗酒：酗酒后，血浆及尿中儿茶酚胺含量迅速增加，因为儿茶酚胺是升高血压的元凶，加之血脂异常患者易并发动脉粥样硬化和高血压，容易导致脑卒中和猝死。

(5)睡前吸烟：烟草中的有害成分可使血管痉挛收缩、血压升高，还能使血小板聚集形成栓塞，从而导致冠心病、心绞痛甚至心肌梗死的发生。

13. 不宜认为到中老年再预防血脂异常

据医学观察，不少 7 岁以下儿童，其动脉血管壁上已出现因过量 TC 或 TG 沉积而形成的黄色条纹与斑块，这些动脉斑块虽无症状，却成为成年后患冠心病的基础。由于冠心病是一种起源于少年、植根在青年、发展在中年、发病在老年的慢性疾病，因此防治动脉粥样硬化要从儿童期抓起，而防治的重点就是从小养成良好的生活方式和饮食习惯，控制体重和防范血脂异常。

从小预防能有多大效果呢？北欧“千湖之国”芬兰的北加里略地区，由于居民传统膳食中有大量的胆固醇和动物脂肪，心血管病病死率曾在全球独占鳌头，小学生中竟有 1/3 因此失去父母。后经政府带头重视，大力开展预防，20 年后，冠心病病死率直线下降

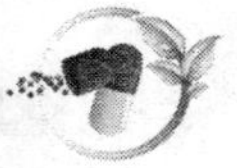

50%以上，被世界卫生组织誉为“北加里略的曙光”。而在发展中国家包括我国，由于预防不到位，冠心病发病率节节上升，发病年龄不断年轻化，与之形成鲜明对照。因此，控制“第一杀手”的肆虐，必须“从娃娃抓起”。

14. 不宜认为控制住饮食就能防止血脂异常

对多数人而言，吃得多，“油水太足”，血脂易高，这已为大家所熟知。这里指的“油水”，主要是含 TC 和饱和脂肪酸多的食物，如动物脂肪、内脏、蛋类等。控制饮食的结构，减少上述食品的摄入，可使部分患者血脂下降。然而，少数患者并不是“油水太足”，血脂却很高，如家族性高 TC 血症、甲状腺功能减退、肾病综合征等均可使血 TC 增高。因此，血脂的升高有外因和内因，不单纯是饮食不当的问题。另外，饮食疗法效果的个体差异很大，多数患者改变饮食后会有轻微疗效，仅少数患者疗效明显。由此可见，饮食疗法只能作为调节血脂的基础，单用饮食疗法并不能达到有效降低血脂的目的。

研究表明，单纯饮食控制和运动仅能使胆固醇降低 7%～9%。此外，TC 只有少部分来自食物，大部分在肝脏合成，而单纯饮食控制只能减少来自食物的 TC。对于 TC 轻度升高的患者，通过饮食调整和积极运动可以使 TC 控制在正常范围，但大部分患者还需要加用降 TC 药物，尤其是 TC 升高明显或与遗传因素相关的患者。医生会根据个人生活方式改善 2～3 个月后的 TC 达标情况决定是否加用降 TC 药物。已有冠心病或糖尿病的高 TC 血症患者，由于发生严重事件的危险非常高，医生会在建议生活方式改善的同时处方降 TC 药物。如果已经得了血脂异常，控制饮食会是其中非常重要的一个环节；但不是控制了饮食血脂就一定不会高了。人体内 TC 的产生只有 10%来自食物，饮食起到的作用并不是决定性的。一个体内代谢紊乱的人，只吃素食，也可能会出现 TC 过高的问题。

15. 不宜认为单靠饮食调节不用调脂药就能控制好血脂

很多患者在患病后，对于饮食上的护理有了一定的了解，但在饮食上只是帮助对疾病进行更好地控制和预防，能起到一定的效果，但不能治病，所以在进行体育锻炼和饮食护理时，也不要忽略了药物对调脂的重要性。

对重症或顽固性血脂异常者，单靠低脂饮食或间断服药都是很难达到治疗的目的，必须依靠调节血脂的药物才能有效控制。而他汀类调脂药是目前调节血脂的最好药物，其效果得到国内外专家一致认同。

16. 不宜认为食用保健品可代替服用调脂药

很多患者在患病后，会相继进行很多保健品和营养品的食用。目前，许多保健品虽然都标有清除体内血脂、软化血管的作用，但这仅仅是一种宣传手段，没有经过国家质监局的检验，更没有严格的临床研究与循证医学支持。

各类补品、保健品多为“食”和“健”字号，没有治疗作用。商家所用的“调血脂”一词，最多只是有助于身体保健，希望借此调脂，几乎是不可能的。

17. 血脂异常宜忌酒戒烟

饮酒可使心率增快，血管收缩，血压升高，还可促使钙盐、TC等沉积于血管壁，加速动脉硬化。大量、长期饮酒，更易诱发动脉硬化，加重高血压。因此，血脂异常者应戒酒。

吸烟不但会引起肺癌等呼吸系统疾病，而且有增加急性心肌

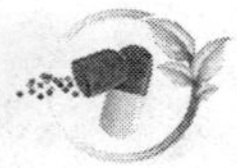

梗死、脑卒中和心源性猝死等心脑血管疾病的危险性。研究结果显示,吸烟者心肌梗死发病率是不吸烟者的2～6倍,脑卒中发病率是不吸烟者的3倍;男性吸烟者冠心病猝死发生率较不吸烟者高10倍,女性吸烟者高4.5倍。此外,吸烟对血脂水平也有不利影响。具体地说,吸烟可致其中的LDL(坏胆固醇)升高。LDL是动脉粥样硬化的主要致病因素,当它升高时,患心血管疾病危险就会增加。相反,对动脉有保护作用的HDL(好胆固醇),却可能因为吸烟的缘故而降低。因此,血脂异常者应立即戒烟。

18. 不宜认为没有症状就不必治疗

很多血脂异常患者并没有特殊的症状,所以就把血脂异常视为与高血压、糖尿病一样的慢性病,以为短期内不会出现大问题。事实上,血脂异常是心脑血管健康的"慢性杀手"。血脂异常最危险的正是它不易为人们所觉察,临床表现隐匿,但后果严重,有"沉默杀手"之称。虽然有一些蛛丝马迹可寻,如隆凸于皮肤的黄色瘤(可分布于眼睑、肌腱、肘、膝、臀或踝部等),但除眼睑扁平黄色瘤易被看到外,其他部位均较隐蔽不易发现,因此专家常建议20岁以上成年人应每5年进行一次空腹血脂谱检查,包括TC、LDL、HDL和TG,以期早期发现、早期干预。

血脂异常如果长期得不到控制,最容易引发三类疾病:一是心脏疾病,包括心脏动脉硬化、冠心病、心绞痛或者心肌梗死;二是脑血管疾病,主要是脑血管硬化导致脑血栓、脑出血;三是肾脏疾病,肾动脉硬化很容易引发尿毒症。为了预防上述心、脑、肾疾病的出现,调节血脂治疗不可忽视。

19. 不宜认为服药时就无须坚持非药物治疗

不少患者认为吃了药就万事大吉,其实非药物治疗对于血脂异常的康复是很重要的,通俗地说,即使患者坚持服药,但并没有

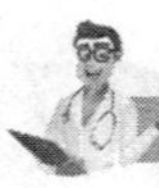

减少食用脂肪含量过高的食物，这样不但没有起到辅助药物治疗的作用，反倒会降低药物的作用。很多人在服药时都没有忌烟限酒，这都给康复带来了负面的影响。

20. 不宜认为血脂异常了能“洗掉”

近年来，流行于京、沪、穗等地，号称“目前全球最先进血脂分离技术”的“全新调脂疗法”——“洗血疗法”，成了众多血脂异常患者追逐的调脂捷径。事实上，“洗血疗法”是一种血浆净化的治疗方法，可将 LDL 等有害物质滤出体外，以达到降低血脂的目的。但每次“洗血”后的疗效只能维持数日。目前“洗血疗法”仅用于对调脂药物难以奏效的顽固性血脂异常，如先天性纯合子家族性高胆固醇血症患者，可考虑采用“洗血疗法”。

人体血液中的 TC 有“好”与“坏”之分，而血脂分离机不能对其加以鉴别，会不分青红皂白地一起除掉。同时还清除了纤维蛋白原、白蛋白及免疫球蛋白等宝贵成分。另外，“洗血”有一定不良反应。即使是体质强壮者在接受治疗时，也可能面临溶血、感染、败血症、机体抵抗力下降等风险。盲目“洗血”无异于缘木求鱼，不但浪费钱财，而且可能导致一些料想不到的严重后果。因此，“洗血疗法”绝不是调脂的捷径。调整饮食、改善生活方式，辅以他汀类药的正规治疗才是正确选择。

21. 衡量血脂正常值因人而异不宜“一刀切”

国际上普遍用“赤、橙、黄、绿”(即“四把尺子”)来提示血管健康程度：红色表示极高危、橙色表示高危、黄色表示中危、绿色表示低危。没有高血压等其他危险因素，属于安全、低危范围，即绿色地带；但是，一旦具备危险因素如高血压、吸烟、超重、男性年龄大于 45 岁、女性大于 55 岁中的一个马上升级到黄色地带；如果有 3 个以上的危险因素，或慢性肾脏病、冠心病、脑卒中或短暂性脑缺

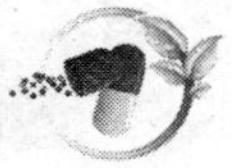

血(一过性头晕和眼前发黑)、糖尿病等疾病中的任何一种,就进入了高危的橙色地带;如果发生过心肌梗死,或患有冠心病、脑血管病的同时并发糖尿病,这类人属于极高危,即红色地带。赤、橙、黄、绿,分别代表了未来 10 年发生心脑血管事件的危险程度,警示人们从现在开始关注血脂,减少心脑血管意外的发生。根据不同颜色采取差别化的预防措施,可使突发患者"防患于未然"。简言之,LDL(坏胆固醇)在绿色地带人群不高于 4.14 毫摩/升;黄色不高于 3.37 毫摩/升;橙色不高于 2.59 毫摩/升;红色不高于 2.07 毫摩/升。

22. 不宜认为血脂降到目标值就不用再治疗了

血脂异常除外界原因如饮食、运动外,还有自身代谢、遗传等因素,任何一种调脂药物,都无法达到一劳永逸的效果,一旦停药,血脂又恢复到治疗前水平,尤其是出现动脉硬化或有血脂异常的糖尿病患者,更不能随便停药。

三、调脂药的相关知识

(一)常用调脂药简介

1. 常用调脂药的六大"金刚"

(1)他汀类:三甲基戊二酰辅酶 A(HMG-CoA)还原酶抑制药,即 TC 生物合成酶抑制药(他汀类药),是细胞内 TC 合成限速酶,为目前临床上应用最广泛的一类调脂药物。由于这类药物的英文名均含有"statin",故常简称为他汀类。这类药物可使血 TC 降低 25%~35%,LDL 减少 30%~40%,但对降低 TG 和升高 HDL 的疗效略差,所以主要用于高 TC 血症的防治。此外,还能稳定血管壁上的粥样斑块,防止斑块破裂出血,斑块破裂出血是急性心肌梗死的常见原因。最近研究还揭示,他汀类药有缩小粥样斑块作用的趋势。基于以上原因,他汀类药应该作为调脂药的首选药。这类药物一般只需每日 1 次,以晚餐后服用效果最好。现已有 6 种他汀类药可供临床选用:①洛伐他汀,常见药商品名有美降之、罗华宁、洛特、洛之特等,血脂康的主要成分也是洛伐他汀。②辛伐他汀,常见药商品名有舒降之、理舒达、京必舒新、泽之浩、苏之、辛可等。③普伐他汀,常用药商品名有普拉固、美百乐镇。④氟伐他汀,常见药商品名有来适可。⑤阿托伐他汀,常见药商品名有立普妥、阿乐。⑥瑞舒伐他汀,常见药商品名有可定、托妥。

不良反应:转氨酶升高、肌病。绝对禁忌证:活动性或慢性肝病;相对禁忌证:与某些药配伍时(如环孢素、大环内酯类抗生素、抗真菌药、细胞色素 P450 抑制药的纤维芳酸及烟酸类等)。

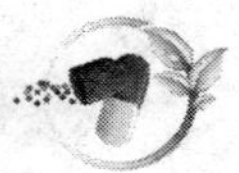

(2)贝特类(苯氧芳酸类):主要适应证为高TG血症或以TG升高为主的混合型血脂异常。目前,我国上市的有非诺贝特(立平脂、力平之)100毫克,每日3次或微粒型200毫克,每晚1次;吉非贝齐(诺衡)300毫克,每日3次,或600毫克,每日2次,或缓释型900毫克,每日1次。

早年因贝特类降TC作用弱且对肝脏不良反应大,被冷落20年。近年来,新的缓释剂型出现,使每日服药量减少,肝脏不良反应减少,特别是随着对小而密LDL及TG研究进展又被临床重视。目前认为,贝特类降低TG疗效确切,可达40%～45%,升高HDL 10%～15%均强于他汀类药,但降低TC及TG明显较他汀类药弱。主要用于高TG血症的防治。应用该类药物数日后即起效,数周内达最大值,但有轻度恶心、呕吐、腹痛等胃肠道反应,偶有肌肉疼痛及痉挛。

(3)烟酸类:烟酸类药物属B族维生素,当用量超过其作为维生素作用的剂量时,可有明显的调脂作用。可使LDL降低5%～25%,HDL升高20%～30%,TG降低20%～50%。该类药物的适用范围较广,可用于除纯合子型家族性高TC血症及Ⅰ型高脂蛋白血症以外的任何类型血脂异常。此类药物中阿昔莫司(氧甲吡嗪)较常用,降低血清TC的作用比降低TG强。但是,该药的速释制剂不良反应大,一般不单独应用。对于烟酸的调脂作用机制,医学界尚不十分明确。目前,上市的药物有烟酸缓释片(本悦)及烟酸衍生物(乐知苹、益平),主要作用是降低TG及升高HDL,可轻中度降低TC和LDL。

(4)胆酸螯合剂:也称为胆酸隔置药,主要有考来烯胺(消胆胺)、考来替泊(降胆宁)。可使LDL降低15%～30%,HDL升高3%～5%,TG无变化或者升高。常见的不良反应为胃肠反应、恶心、便秘或腹泻、肠梗阻或头痛等。

(5)胆固醇吸收抑制药:主要通过抑制肠道内饮食和胆汁中胆

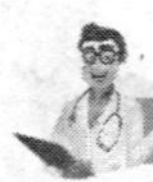

固醇的吸收，来达到调节血脂的目的。目前，上市的药物只有依折麦布（益适纯），主要抑制肠道对膳食和胆汁中的 TC 吸收而降低血 TC 和 LDL，若合用他汀类药治疗可进一步提高疗效，无严重不良反应。

(6)其他调脂药物：①普罗布考，降低 TC、LDL 及 HDL，具有强烈的抗氧化作用，抑制 LDL 氧化，对抗动脉粥样硬化的发展。不良反应主要有恶心、腹胀，有时腹泻，转氨酶、肌酶一过性升高；长期用药偶见心电图 Q-T 间期延长。②鱼油制剂，都含有从海洋鱼类中提炼出来的多价不饱和脂肪酸，主要可降低 TG，升高 HDL，防治动脉粥样硬化与血栓形成。国产者以多烯康为代表。近年来，许多患者服用的美国“深海鱼油”与“多烯康”同类，并无特殊不同的功效。必须指出的是，这类药物可能引起胃肠道出血、肝功能受损甚至视力下降，其安全性与疗效还有待更多的临床验证。深海鱼油丸成人每次 1 丸，每日 1～2 次，进餐时服用。③多价不饱和脂肪酸（ω-3 不饱和脂肪酸）系海洋鱼油制剂，含有大量二十碳五烯酸（EPA）和二十二碳六烯酸（DHA）及 1%维生素 E，除调脂外，还有较好的抗血小板功能可延缓血栓形成。通过抑制肝内脂质、蛋白质和 TG 合成，促进脂肪酸的氧化而降低血清 TG 水平。如多烯康、脉乐康及鱼油烯康等为浓缩鱼油制剂，主要降低 TG，还有一定的抗血栓作用，也可延缓动脉粥样硬化的进展。口服每次 3～4 粒（每粒 0.45 克），每日 3 次。服药后嗳气时可有鱼腥味，有胃内不适感，不影响治疗，如有出血性疾病者禁用。

2. 各种调脂药的作用及区别

(1)他汀类调脂药：他汀类药是治疗高 TC 血症的首选药物，它具有抑制人体合成 TC、降低血中 TG 浓度的作用。一般他汀类药适用于治疗除纯合子家族性（遗传性）高 TC 血症以外的任何类型的高 TC 血症（在他汀类药中唯有辛伐他汀对于纯合子家族性

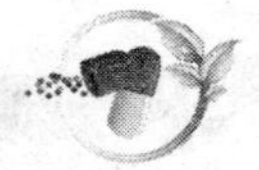

的高TC血症有一定的疗效)。长期服用的患者应定期检查其血丙氨酸氨基转移酶(ALT)及肌酸激酶(CK)等项目。儿童、孕产妇及存在肝脏病变者禁用他汀类药,且不宜与烟酸、贝特类、环孢素、雷公藤及环磷酰胺合用,以免引起严重的肌肉及肝、肾功能损害。常见的他汀类药有如下几种:①普伐他汀。成人每次10~40毫克,最大剂量80毫克,每日1次,晚饭后服用。②洛伐他汀。降低血中TC的强度与普伐他汀相似,但部分患者在服用后,可出现消化不良、胃灼热、恶心、皮疹等不良反应。成人每次20毫克,每日1次,晚饭后服用。如果患者在用药4周后,血脂无下降趋势,则可将每日的药量增至40毫克。③辛伐他汀。降低血中TC的强度较普伐他汀强,与其余他汀类药不同的是,它对于纯合子家族性高TC血症的患者也有一定的治疗效果,适用于治疗伴有冠心病的高TC血症的患者。值得注意的是,辛伐他汀不能与四氢萘酚类钙通道阻滞药米贝地尔合用。成人的初始用药剂量每次10毫克,每日1次,晚饭后服用。④阿托伐他汀。是一种新合成的他汀类调脂药,其不良反应较小,对降低血清TC、LDL的作用优于洛伐他汀、辛伐他汀、普伐他汀和氟伐他汀。除有较强的调脂作用外,阿托伐他汀尚有抗动脉粥样硬化的作用,有减少脂质浸润和泡沫细胞形成,防止动脉粥样硬化斑块破裂等作用。成人每次10毫克,每日1次,最大剂量不超过80毫克,晚饭后服用。⑤瑞舒伐他汀。常用量5~10毫克,最大剂量40毫克,每晚顿服。⑥匹伐他汀。常用量2毫克,最大剂量4毫克,每晚顿服。匹伐他汀属于第三代他汀类药,具有高效、安全等特点,是目前调脂疗效最强的他汀类药,被称为“超级他汀”。

(2)贝特类调脂药:贝特类药物对降低血中三酰甘油的含量疗效确切,但它对降低血中胆固醇含量的作用则明显弱于他汀类药。故该类药物是治疗以三酰甘油增高为主的血脂异常的首选药物。患者在服用贝特类调脂药物期间,要定时检查肝功能、肾功能及肌

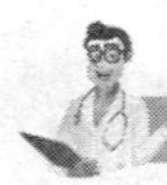

酸磷酸激酶、血尿酸等项目。发现异常时，应减少用药剂量或停药。孕妇、哺乳期妇女及有严重肝、肾功能损害者禁用贝特类药物。常用的贝特类调脂药物有许多种，现主要介绍以下几种：①苯扎贝特（必降脂）。此药能够增强抗凝类药物及降压类药物的药效。因此，当苯扎贝特与抗凝药物、降压类药物合用时，应减少抗凝类药物、降压类药物的用药剂量。成人每次口服 0.2 克，每日 3 次。②吉非贝齐（诺衡、康利脂）。此药在降低血中三酰甘油含量的同时也有升高血糖浓度的作用。因此，患者在服用吉非贝齐时，应定期检查血糖的浓度。糖尿病患者禁用吉非贝齐。成人每次口服 0.6 克，每日 2 次。③非诺贝特（力平脂）。是一种微粒化的非诺贝特制剂。与其他贝特类药物相比，非诺贝特更易吸收，其在血浆中的浓度更易控制。并且，此药的不良反应也较少。非诺贝特还有防止动脉发生硬化的作用。成人每次口服 200 毫克，每日 1 次，睡前服用。

（3）烟酸类及其衍生物：烟酸类及其衍生物具有调脂作用。此类药物一方面可使脂肪组织的脂解作用减慢，另一方面还能在辅酶 A 的作用下与甘氨酸合成烟尿酸，从而干扰胆固醇的合成。因此，烟酸类及其衍生物适用于治疗高三酰甘油血症及以三酰甘油升高为主的混合性血脂异常。烟酸类及其衍生物包括烟酸及阿昔莫司等药物。因为烟酸的不良反应较大，故临床上已经很少有人使用烟酸。

阿昔莫司又称乐脂平、氧甲吡嗪，是一种安全、有效的调脂药物。阿昔莫司还有以下特点：具有降低患者空腹血糖的作用，且不影响降糖药物的药效，因此阿昔莫司适用于由糖尿病引起的血脂异常患者；阿昔莫司不影响人体内尿酸的代谢，因此也适用于治疗伴有高尿酸血症的血脂异常患者。成人每次口服 0.25 克，每日 2～3 次，饭后服用。

（4）胆酸螯合剂：胆酸螯合剂具有调脂作用，它可阻止肠道对

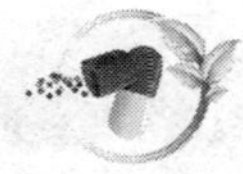

胆酸及胆固醇的吸收。同时，它还有促进胆酸和胆固醇随粪便排出、促进胆固醇降解的作用。因此，胆酸螯合剂只有降低血中胆固醇的作用。它对任何类型的高三酰甘油血症患者及纯合子家族性高胆固醇血症患者无效。胆酸螯合剂包括考来烯胺、考来替泊、地维烯胺等。此类药物的不良反应较大，一般的患者难以耐受。因此，胆酸螯合剂只适用于对他汀类药治疗无效的高胆固醇血症的患者。

(5)欧米伽-3(ω-3)脂肪酸：ω-3 脂肪酸主要是指二十碳五烯酸和二十二碳六烯酸。深海鱼油中含有较为丰富的 ω-3 脂肪酸。ω-3 脂肪酸主要是通过抑制肝内脂质、脂蛋白的合成，以及促进胆固醇从粪便中的排出而发挥其调脂的效应。ω-3 脂肪酸对血中的胆固醇及三酰甘油均有一定的降低作用。并且，它还具有防止动脉硬化及降低血液的黏稠度，防止血栓形成的作用。因此，ω-3 脂肪酸更适用于伴有血脂异常的冠心病及脑血栓病的患者。ω-3 脂肪酸的调脂作用低于他汀类及贝特类药物。此类药物的不良反应较少，但其价格昂贵。在国外，鱼油制剂的种类繁多。而国内已生产并用于临床的此类药物并不多，常用的此类药物有：①脉乐康(多烯酸乙酯较胶囊)。成人每次口服 1.8 克，每日 3 次。②深海鱼油丸。成人每次口服 1 丸，每日 1～2 次，进餐时服用。

(6)其他调脂药：①泛硫乙胺(潘特生)。它主要是通过加速脂肪酸在肝和动脉壁中的β-氧化过程，而起到调脂的作用。同时，它还有防止胆固醇沉积于血管壁的作用。泛硫乙胺对血中的胆固醇及三酰甘油均有一定的降低作用。但其调脂作用低于他汀类和贝特类药物。泛硫乙胺的不良反应较小。并且，尚未发现此药有损害肝、肾功能的不良反应。故泛硫乙胺适用于伴有糖尿病的血脂异常患者。成人每次口服 200 毫克，每日 3 次。②弹性酶。是人体内的固有成分。它是血管壁弹性蛋白纤维新陈代谢过程中的一个重酶。弹性酶可通过不断地除去动脉硬化灶中变性、老化的弹性蛋白纤维，而使血管壁的弹性保持正常。此外，弹性酶还可参与脂类的代谢。它可加速胆固醇在体内的分解、促进胆固醇从胆汁中排出。弹性酶只对血中的胆固醇浓度有一定的降低作用，而不能降低血中的三酰甘油浓度，且降低血中胆固醇浓度的作用弱于他汀类药。弹性酶适用于治疗血脂异常、糖尿病、动脉硬化等疾病。此药无明显的不良反应，可长期使用。成人每次口服1～4粒(每粒的剂量是300单位)，每日3次，饭前服用。③脂必妥。是由红曲等天然药物组成。它具有降低血中胆固醇及三酰甘油浓度的作用。研究表明，脂必妥对动脉粥样硬化也有一定的治疗和预防作用。此药的安全性较好，尚未发现它有明显的不良反应。成人每次口服3片(每片0.35克)，每日3次。

3. 主要降低血清总胆固醇及血清三酰甘油的药物

(1)他汀类药：临床上常用的剂型有洛伐他汀、普伐他汀20毫克/片，辛伐他汀、氟伐他汀10毫克/片。开始剂量1片，晚餐后服用。作用与药物剂量呈依赖性，最大剂量可增加到4倍，此时每日分早、晚2次服用较好。洛伐他汀是人工合成制剂，可降低血清总胆固醇18%～34%、低密度脂蛋白19%～44%、三酰甘油7%～31%，升高血清高密度脂蛋白4%～15%。不良反应偶有恶心、胃肠功能紊乱、失眠、肌肉触痛、乏力及皮疹，少数患者可有丙氨酸氨基转移酶(ALT)升高(0.1%～1.5%)和肌炎(血清肌酸激酶升高0.1%～0.2%)，洛伐他汀与吉非贝齐、烟酸、环孢素合用时发生横纹肌溶解症的概率增加。

(2)血脂康：是国内近几年开始研制的一种新型的血脂调节药，由真菌发酵加工而成。成分较复杂，主要有他汀类药、人体必需的氨基酸、不饱和脂肪酸等。临床研究证实，血脂康可降低血清

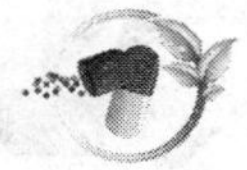

总胆固醇23%、低密度脂蛋白28%、三酰甘油36%和升高高密度脂蛋白19%。不良反应很少，个别可见胃肠道反应，故严重胃病或活动性溃疡病者慎用。

4. 仅降低血清总胆固醇的药物

(1)胆汁酸螯合剂：①考来烯胺，每次4～5克，每日2～4次。有不良反应者可从小剂量开始。主要的不良反应有味道欠佳和便秘、腹胀，可干扰叶酸、地高辛、华法林、贝特类调脂药物、脂溶性维生素、普罗布考等从肠道的吸收，个别患者可引起严重腹痛。此外，该药可增加极低密度脂蛋白的分泌，导致血清三酰甘油升高。②考来替泊，每次10克，每日2次。疗效和不良反应与考来烯胺相似。

(2)普罗布考：适用于高胆固醇血症患者。每次0.5克，每日2次。不良反应可有腹泻、消化不良和恶心，长期服用可出现心电图Q-T间期延长，也能降低血清高密度脂蛋白水平。

(3)弹性酶：能阻止体内胆固醇合成并促进利用胆固醇合成胆汁酸而降低血清总胆固醇水平，但作用较弱，而不良反应较少，每次300单位，每日3次。

5. 主要降低血清三酰甘油及总胆固醇的药物

(1)贝特类：适用于血清三酰甘油升高的血脂异常患者，可降低血清三酰甘油22%～60%、总胆固醇6%～15%、低密度脂蛋白5%～25%，升高高密度脂蛋白10%～30%。氯贝丁酯的临床研究证实可增加胆结石患病率和非冠心病死亡率明显增加而被淘汰，但其衍生物不良反应较少，主要有苯扎贝特0.2克，每日3次，吉非贝齐0.6克，每日2次，非诺贝特0.1克，每日3次，益多酯

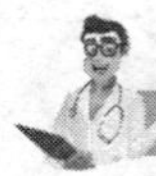

0.25 克，每日 2～3 次。不良反应以胃肠道反应为主，如中上腹不适、恶心、食欲下降，一过性 ALT 升高，华法林作用增强，大肌群疼痛，偶见阳痿和血清肌酸激酶(CK)升高，也可诱发胆结石形成。吉非贝齐与他汀类药合用时肌病的发病率增加。

(2)烟酸类：适合于各种类型的血脂异常患者。①烟酸。每次 0.1～2 克，每日 3 次，可降低血清总胆固醇 10%、三酰甘油 26%、低密度脂蛋白 20%～35%，并升高高密度脂蛋白 10%～20%，调节血脂作用呈剂量依赖性。不良反应有面部潮红、皮肤瘙痒和胃部不适。服用从小剂量开始，饭后服药，用餐时少喝菜汤，服药时少饮水等可减轻不良反应。皮肤潮红也可服小剂量阿司匹林对抗。少见的有血尿酸升高、痛风发作、皮疹、糖耐量异常、消化性溃疡、药物性肝炎、黑棘皮病等。②阿昔莫司。每次 0.25 克，每日 2～3 次。作用与烟酸相似，它也可降低血糖 15%左右而不良反应轻，故多用于血清三酰甘油升高和高密度脂蛋白低下的糖尿病患者。

(3)泛硫乙胺：每次 0.2 克，每日 3 次，可降低血清三酰甘油 24%～30%、总胆固醇 5%～15%，升高高密度脂蛋白的作用尚有争议。不良反应有胃肠道不适等。

6. 天然他汀类药血脂康的调脂作用

血脂康是由中药红曲发酵提取，属天然他汀类，也可称之为天然调脂药。每粒血脂康含洛伐他汀不少于 2.5 毫克。本品有调节血脂异常的作用，可降低血胆固醇、三酰甘油、低密度脂蛋白和升高高密度脂蛋白；抑制动脉粥样硬化斑块的形成，保护血管内皮细胞；抑制脂质在肝脏沉积。

随着研究的深入，目前提出血脂康的应用范围包括下列 3 种情况：①血脂异常患者。具有“三降一升”的调脂效果，即降低胆固醇约 23%，降低低密度脂蛋白约 28.5%，降低三酰甘油约

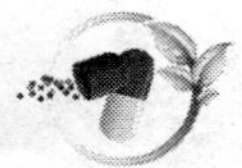

36.5%,升高高密度脂蛋白约19.6%。②伴有血脂异常的糖尿病患者。除调脂作用外,尚可提高胰岛素敏感性,辅助降低血糖;可延缓视网膜病变的进程和减轻肾功能损害。③脂肪肝患者。可减少脂肪在肝组织沉积。近年来,国内学者已有不少研究报道,发现血脂康除调脂作用之外,还具有保护和改善血管内皮功能,稳定血管斑块,降低血管炎症反应等诸多保护心血管的有益作用。

血脂康通常治疗剂量为每次0.6克(2粒),每日2次,早、晚饭后服用;轻、中度患者每日2粒,晚饭后服用或遵医嘱。4~8周为1个疗程;维持量为每次2粒,晚饭后服用。由于血脂康属于天然中药制剂,与其他他汀类药相比,具有更安全性,更适合长期服用,更适用老年患者等优点。应当指出的是,尽管血脂康的不良反应较少,但仍必须观察他汀类药的不良反应,如定期检测肌酸激酶(CK)和肝功能等,也禁用于严重肝、肾功能障碍和活动性消化性溃疡,慎用于孕妇和哺乳期妇女等。

7. 其他调脂药物

(1)月见草油:是月见草子中提取的植物性食用油,约含10%γ-亚麻酸、75%亚油酸,亚油酸在体内代谢成为亚麻酸,主要降胆固醇,对降低三酰甘油和低密度脂蛋白及升高高密度脂蛋白也有一定作用,需用较大剂量才有效。

(2)双嘧达莫:可防止胆固醇沉积于动脉壁,增加高密度脂蛋白。

(3)糖苷脂:主要降低三酰甘油及防止脂蛋白在动脉壁沉积。

(4)谷固醇:可抑制胆固醇吸收,从而降低胆固醇。

(5)弹性酶:可抑制胆固醇在体内合成。

8. 不宜用降胆固醇药物的人群

(1)孕产妇:因为胆固醇是胎儿发育的必需成分,包括类固醇

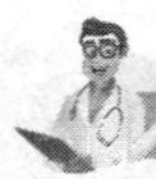

激素合成和细胞膜的构成都少不了它。哺乳期产妇最好也不要服用降胆固醇药物，因为药物可能通过乳汁喂给了婴儿，影响其发育生长。

(2)活动性肝炎患者：因为患有慢性活动性肝炎、脂肪肝患者，本身肝脏已受损，而这些降脂药又会造成肝的损害，如果这时服降胆固醇药，无疑是“雪上加霜”。

(3)某些老年患者：70 岁以上的老年患者或患有严重并发症(如慢性充血性心力衰竭、痴呆、晚期脑血管疾病及活动性恶性肿瘤)的患者，因为服用了强有力的降胆固醇药物，对疾病不利，所以也不宜服用降胆固醇药物。

(二)他汀类药的调脂作用

1. 他汀类药是神奇的药物

(1)调脂作用强：他汀类是目前已知最强的降低密度脂蛋白的药物，具有确切的防治冠心病和减少死亡的作用。

(2)功能多样：他汀类是一类调脂药物，它们不仅具有调脂作用，还有其他一些作用。常常有这样一些冠心病患者，他们心绞痛发作次数很多，每次发作也很严重，可是做了冠状动脉造影检查，却发现血管狭窄并不严重。这是因为有很多心绞痛是因为血管收缩、痉挛引起的。他汀类药可以改善血管功能，使得血管舒张，所以能减少和减轻心绞痛发作。他汀类药还可以稳定动脉粥样斑块，使它们不容易破裂而形成血栓，从而减少心肌梗死的发生。此外，他汀类药对防治骨质疏松也有好处。

(3)不良反应少：服用他汀类药的患者很少因为发生了不良反应而停药。有少数患者可能会出现胃部不舒服或便秘等，但这常常比较轻微，并不影响继续服药。只有约 1‰的患者可能发生肌

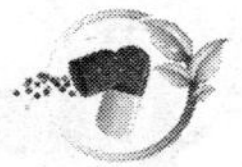

病，引起肌肉疼痛，如果万一有这种反应，应立即请医生检查、处理，停药后大多会恢复。

2. 他汀类药的调脂作用

在众多调脂药中，他汀类药具有显著的调脂作用，尤以降低血清总胆固醇及低密度脂蛋白。他汀类药有辛伐他汀、普伐他汀、洛伐他汀、氟伐他汀、阿托伐他汀等。辛伐他汀本身并无活性，经口服吸收后的水解产物可减少胆固醇在体内的合成，并能增加低密度脂蛋白受体的合成，使血胆固醇和低密度脂蛋白水平降低，并能中度降低血清三酰甘油水平和增高血高密度脂蛋白水平，从而有效防治血脂异常。

值得注意的是，虽然他汀类药一般不良反应出现较少，且为轻微一过性，但有人仍然可能出现恶心、腹泻、皮疹、消化不良等不良反应。在服用过程中需注意自己的身体状况，如有不适要及时咨询医生。由于他汀类药的主要作用部位在肝脏，所以有肝病史的患者应慎用。

3. 宜了解他汀类药调脂外的其他作用

他汀类药调脂作用强，疗效肯定，是目前已知的最强调脂药物，可以确切地防治冠心病和减少相关死亡事件的发生。它的首要作用是调脂，同时还有抗氧化、抗炎、抗血栓、抗心肌肥厚、免疫抑制和促进骨骼形成等作用。

(1)抗炎：研究表明，粥样硬化斑块的发生发展实际上是一炎症过程。尤其是在斑块变得不稳定，破裂，形成血栓，最终导致不稳定心绞痛、急性心肌梗死甚至猝死的过程中，炎症更起着极为重要的作用。最近，他汀类药的抗炎作用也吸引了其他学科如风湿病科医生的注意，他们正在酝酿将其用于抗风湿性炎症。冠心病发生的关键，是由于血管的炎症反应。他汀类药可抑制多种炎症

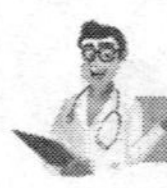

因子的表达，促进动脉粥样硬化斑块的稳定、减少急性冠脉综合征的发生。

(2)抑制免疫：临床发现，他汀类药对免疫细胞有较广泛的抑制作用，从而降低器官移植患者的排异反应。

(3)保护血管内皮：血管内皮细胞在维持正常血管张力、预防血栓形成中起重要作用，血管内皮功能失调是动脉粥样硬化的原因之一。他汀类药可在短期内改善血管内皮功能，促进与血管内皮功能有关的血管扩张。

(4)抗血栓：他汀类药可以抑制血小板聚集，从而降低血栓形成，降低血液黏度，降低血管阻力，增加血流量，改善脑血管供血，因而有助于防止急性心血管事件。

(5)抗增殖效应：平滑肌细胞增殖是动脉粥样硬化的重要条件，也是血管壁增厚的原因。他汀类药可以抑制机体平滑肌细胞增殖。

(6)抗心肌纤维化：他汀类药可以通过多种途径和机制来抑制心脏胶原增生，逆转心肌纤维化，有效防止心力衰竭。

(7)抗氧化：减少氧化低密度脂蛋白的形成，从而有助于减少粥样斑块脂质侵入血管内膜，抑制斑块发展。

(8)其他：他汀类药抑制或破坏影响斑块稳定性的某些酶，从而有益于稳定粥样硬化斑块，减少冠心病急性事件。抑制斑块内纤维组织增生，延缓斑块发展。

以上所述表明，他汀类调脂药的综合作用有益于治疗冠状动脉粥样硬化疾病的全过程：①可预防粥样硬化斑块的形成和发展。②稳定已形成的斑块，预防急性心脑血管事件，如心肌梗死、不稳定心绞痛、脑卒中等的发生或再发生。③使斑块趋于缩小、消退。由此可见，他汀类药对于动脉粥样硬化的影响是通过“多效应”来发挥作用的。从理论上讲，没有胆固醇的沉积，就没有动脉粥样硬化，他汀类药降低胆固醇，从根本上遏制了动脉粥样硬化病变的形

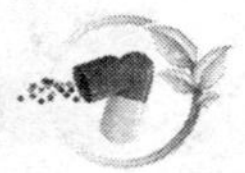

成和发展，而他汀类药的抗炎、抑制平滑肌增殖和聚集、改善内皮功能等调脂外效应，在阻止动脉粥样硬化的发生及进展过程中也发挥了十分重要的作用。

4. 他汀类调脂药可以防止动脉粥样硬化

他汀类药抗动脉粥样硬化的疗效是通过多种机制，包括直接作用于动脉管壁粥样硬化斑块取得的。氟伐他汀和辛伐他汀也可在培养的巨噬细胞中通过乙酰化低密度脂蛋白，抑制胆固醇脂化和沉积。氟伐他汀、辛伐他汀、洛伐他汀等均可独立于其调脂性能以外，以剂量依赖方式减慢平滑肌细胞移行和增生。

阿托伐他汀和辛伐他汀对血小板沉积产生抑制来抗动脉粥样硬化。他汀类调脂药的调脂疗效相似，但对动脉粥样硬化发展及血小板反应的调控作用则明显不同。阿托伐他汀可明显降低血小板以高切应率沉积于轻度损伤的血管壁，并延缓冠状动脉损伤的发展。

5. 他汀类药有助于防治心脑血管疾病

研究表明，他汀类药在防治老年心脑血管疾病中能发挥积极作用，因此在对老年患者进行治疗时注意加入他汀类药。

对老年人降低胆固醇预防卒中、减少心血管事件发生率及降低心肌梗死危险的研究中，预防卒中的研究针对的是没有冠心病史，但有卒中或短暂性脑缺血病史的老年患者；减少心血管事件的研究针对的是年龄在 80 岁及以下的稳定冠心病患者；降低心肌梗死风险的研究针对的是 65 岁以上有急性冠脉综合征病史的患者。

随着年龄的增长，心血管系统也会老化，这是无法抗拒的自然因素，但导致心脑血管疾病发生的血脂异常和高血压等因素是可控的。因此，必须采取积极的预防和治疗措施，降低老年人患心脑血管疾病的风险。因此，在这些措施中，他汀类药的作用不容忽视。

6. 他汀类调脂药宜广泛应用于临床

最近，英国高血压学会提出，他汀类药可作为防治心血管疾病的一级及二级药物。1993 年，一项大规模临床试验为应用洛伐他汀 80 毫克与安慰剂对比，服药组患者总胆固醇、低密度脂蛋白、载胆蛋白 B 分别下降 32%、38%、36%，高密度脂蛋白升高 8.5%。试验表明，洛伐他汀不仅能改善冠心病及动脉硬化病变进展，并可降低冠心病、脑卒中、心肌梗死的死亡率。1994 年，北欧用 4S 试验观察了 4 444 例冠心病患者，每日口服辛伐他汀 20 毫克，随访 4.1 年。服药组与安慰剂组对比，总胆固醇、低密度脂蛋白、三酰甘油分别下降 25%、35%、10%，高密度脂蛋白升高 8%，死亡率大大下降。

7. 他汀类调脂药的特点

他汀类调脂药对血脂最主要的影响是降低低密度脂蛋白。这种作用强于其他任何一种调脂药，除此之外，他汀类药还具有升高高密度脂蛋白和降低三酰甘油的作用。所以，轻至中度三酰甘油升高的患者也可服用。

通常，服用他汀类调脂药 4～6 个周以后，低密度脂蛋白可稳定下降。所以，患者在服药 1 个月后，应复查血脂，在医生指导下，根据病情再调整剂量，以便血脂长期维持在理想水平。

(1)他汀类调脂药能显著降低血中的总胆固醇达 22%～40%，特别是大幅度降低与冠心病最密切相关的低密度脂蛋白 27%～60%，同时还降低三酰甘油 10%～35%，升高有抗冠心病作用的高密度脂蛋白 4%～14%。因此认为，他汀类药具有以降总胆固醇为主，全面调整血脂异常的作用。且随着用药剂量的增加，调控血脂的作用也增强。

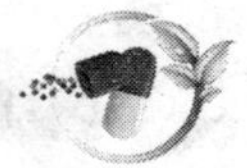

(2)他汀类调脂药可延缓或阻止冠脉内粥样硬化斑块的发展，甚至可使斑块趋于缩小、消退，对严重病变尤为明显。

(3)无论是有患冠心病危险因素的人还是冠心病患者，也无论他们的总胆固醇水平升高是否显著，他汀类药均可显著降低这些人的冠心病发病率，或冠心病事件(如心绞痛、心肌梗死等)发生率、冠心病死亡率、冠心病致残率(如心力衰竭、严重心律失常等)，同时使他们发生脑卒中的危险也明显减少，而且这类药物不会增加其他非冠心病原因的死亡，因而使总死亡率显著下降。近年来，还有人将他汀类药与其他类调脂药进行比较，结果表明，他汀类药是目前唯一能大幅度降低血胆固醇(平均下降 22.9%)和冠心病死亡率、致残率(下降约 1/3)的药物。

(4)近年来发现，急性心肌梗死后立即服用他汀类调脂药的患者，在发生心肌梗死后 30 日内意外事件(心绞痛、再发心肌梗死、心力衰竭、猝死等)发生率明显低于不服用者；如患者在急性心肌梗死后停用他汀类药，其 30 天内心脏意外事件发生率明显高于继续服用者。

(5)目前，上市的他汀类药均安全有效，可长期服用。如阿托伐他汀，在全球已有 6 000 万以上的患者在服用。辛伐他汀在我国已有 800 万以上患者在服用，有的已服用多年。

他汀类调脂药的常见不良反应有胃肠道不适、丙氨酸氨基转移酶轻度升高等，发生率为 2%～3%；严重不良反应少见，主要为肌溶解、肌炎等，表现为肌痛无力，血中有关的酶升高等，发生率小于 0.1%。若有以上症状要及时告知医生。

8. 他汀类调脂药的常用剂量

(1)洛伐他汀(美降之)：起始剂量为 20 毫克，每日 1 次，晚餐时顿服。可酌情逐渐增量至每日 80 毫克，分 2 次或晚间 1 次服用。

(2)辛伐他汀(舒降之):起始剂量为5～20毫克,每日1次,晚间顿服。可酌情逐渐增量至每日40～80毫克,剂量超过40毫克需分次服用。

(3)普伐他汀(美百乐镇):起始剂量为10～20毫克,每日1次,临睡前顿服。可酌情逐渐增量至40毫克,每日1次。

(4)氟伐他汀(来适可):起始剂量20～40毫克,每日1次,睡前顿服。可酌情逐渐增量至每日40毫克,每日2次。

(5)阿托伐他汀(立普妥):起始剂量为10毫克,每日1次。可酌情逐渐增量至80毫克,每日1次。

(6)瑞舒伐他汀(可定):起始剂量5～10毫克,每日1次,晚间顿服。可酌情逐渐增量至40～80毫克,每日1次。

(7)匹伐他汀(冠爽):常用剂量2毫克,最大剂量4毫克,每晚顿服。

他汀类调脂药是目前使用最广泛的调脂药,这类药主要降低低密度脂蛋白和总胆固醇,也可轻度降低三酰甘油,以及轻度升高高密度脂蛋白,在心血管病的一级预防和二级预防中有重要作用。他汀类药主要的不良反应为恶心、胃肠道不适;较严重的不良反应有肝功能异常、肌病和横纹肌溶解症。故使用时应注意监测临床情况和实验室指标。

9. 他汀类调脂药更宜在饭前服用

在服用他汀类调脂药时,有的患者担心引起胃肠道不良反应,害怕空腹服药会出现恶心、呕吐等不适,往往选择吃饭时或饭后服用,认为这样更安全。实际上,吃饭时或饭后服用他汀类药虽然可防止或减轻恶心症状,但会带来其他不良反应,如腹痛、腹泻等。这是因为他汀类药可与食物中的某些成分产生相互作用而引起变态反应,促使胃肠功能紊乱,蠕动增加,导致腹痛、腹泻发生。更重要的是,他汀类药若与中等脂肪饮食同服,可使药物吸收障碍,影

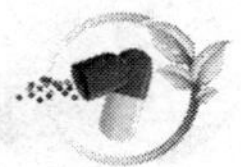

响有效血药浓度，进而降低疗效。其实，饭前服用效果更好。

另外，饮食中如果脂肪含量较高，还可能出现药物吸收障碍，影响有效血药浓度，降低疗效。因此，他汀类药正确的用法是空腹服用，一般在饭后3～4个小时或饭前30～60分钟服用效果最好。他汀类药也可在睡前服用疗效更好，因肝脏合成胆固醇主要在夜间进行，而他汀类药可抑制胆固醇在体内生成，所以晚餐前或睡前服用疗效更好。

10. 降胆固醇宜正确服用他汀类药

(1)他汀类药降胆固醇选择常规剂量：根据各项研究报道，他汀类药可使总胆固醇和低密度脂蛋白降低20%～60%，并且胆固醇越高，服用他汀类药后，降低的幅度常常也越大。适当加大他汀类药的剂量，可以进一步减少血胆固醇的含量。但是，盲目地增加他汀类药剂量是不可取的，因为剂量增加1倍，如由原先每晚20毫克改为每晚40毫克时，血胆固醇并不成倍下降，只可多降低5%～7%。目前，市场上销售的所有他汀类药最大安全剂量为80毫克，在这个剂量时他汀类药的不良反应已经有所增加。所以，建议他汀类药常规剂量20～40毫克。通常，服用他汀类药4～6周以后，胆固醇就会稳定下降，对他汀类药敏感的患者，通常在这个时间也会出现肝酶和肌酶异常。所以，在服药后4～8周，应复查血脂和肝酶、肌酶，如果服药后自我感觉无异常，肝酶和肌酶均正常，说明对他汀类药比较耐受，以后发生肝酶和肌酶异常的可能性比较小，每年复查1次肝酶和肌酶即可。通常服药4～6周后胆固醇都会下降，如果胆固醇已经在你所应达到的正常范围，可以继续服用这个剂量，如果胆固醇还没有降到正常范围，可以把药量加倍，如果胆固醇已降到你所应达到的最低目标值，可以继续服用，不要停药。

(2)有危险因素者应长期服用：血脂异常是一个慢性疾病，其对动脉粥样硬化和冠心病的作用是终身存在，且逐步加重。因此，对于已经有冠心病、糖尿病、脑卒中、外周血管病或高血压合并一项或以上危险因素的患者（危险因素同前）调脂治疗应该长期坚持；如有高血压，再加上是男性，年龄大于 45 岁，应该坚持服用他汀类药。或者有高血压，再加上吸烟或肥胖，也应该坚持服用他汀类药。大量临床结果表明，只有长时间的调脂治疗才能获得明显的好处，而且调脂治疗时间越长，获得的好处越大。所以，服用调脂药其实并没有疗程的规定。达到调脂目标以后，还需要长期服药维持疗效。只要你能坚持，没有发现不良反应（包括肝酶或肌酶的升高分别 3 倍和 10 倍，或者有不能解释的肌痛或肌无力），就不要随意停止调脂治疗。但对于一个普通人，没有高血压、糖尿病、冠心病、脑卒中、外周血管病，单纯血脂异常，可以服用他汀类药，待血脂正常后维持 3 个月左右停药，但需继续控制饮食和体育锻炼，半年后复查血脂。如果血脂正常就这样控制即可。

11. 他汀类药宜长期服用

高胆固醇血症首选他汀类药。如果停药，绝大多数患者的胆固醇水平在 1～2 周就会回升至治疗前水平。他汀类药问世以来的众多医学研究（有的研究进行了长达 10 年的随访观察）已经证实，长期服用是安全的。他汀类药常见不良反应为肝功能损害，发生率较低（1%～2%）。初始服用他汀类药后 4～6 周要复查肝功能及血脂，医生根据检验结果调整用量。该药其次的不良反应是肌损害，初始服用时要注意有无肌肉疼痛的表现。患者在服药同时，还要合理膳食、适量运动、控制体重、戒烟限酒。

出现不良反应并不意味着永远不能服用他汀类药。通过减量或更换别的他汀类药，不良反应可以消除。因此，出现不良反应时，患者应就诊，不能擅自停药。除了肌肉或关节疼痛之外，他汀类药的其他可能不良反应还有反胃、腹泻和便秘。极罕见的情况

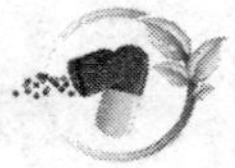

还有肝脏损伤和横纹肌溶解症。尽管如此，他汀类药不良反应通常并没有那么可怕，是可以克服的。患者应正确看待他汀类药的不良反应，不可因噎废食。

12. 服用他汀类药宜注意的事项

服用他汀类药的注意事项，有一些是普遍性的，如预先阅读药物说明书，药物的生产日期和保质期，妥善保管好药物等。更为重要的是，服用他汀类药还有如下一些特殊的注意事项，必须引起重视。

(1)了解患病情况：是否并发有肝、肾功能不全及甲状腺功能减退症等其他疾病；是否酗酒，大量饮用柚子汁；是否刚做了大手术；是否有药物说明书上所列禁忌证；是否已将上述情况告诉了医生。有这些情况并非就绝对不能服用他汀类药，但有增加发生不良反应的危险，应请医生根据病情选用。

(2)服药时间：他汀类药宜晚上服用，这样可以获得最好的调脂效果。有人比较了不同时间服药的疗效，观察到服用相同剂量的他汀类药，晚上服药所产生的胆固醇降低幅度较白天服药大。这是因为人体合成胆固醇在夜间最活跃，而他汀类药主要是通过限制胆固醇的合成起作用的，因此晚上服用效果最好。

(3)不良反应的监测：在开始服用他汀类药以前，需抽血检验肝脏丙氨酸氨基转移酶和肌酸激酶，了解基础值，并保管好检验单。服药的患者要注意自身的一些反应，有没有出现肌肉疼痛、不适、乏力，有没有解棕褐色小便。一旦有这些情况，提示有发生肌病的可能，应当引起重视，立即看医生，抽血检验肌酸激酶，再与上次的检验值进行对比，决定处理意见。

(4)复查血脂，调整剂量：在服药 6 周左右，血脂平稳下降。因此，在服药 1 个月后，可复查血脂，了解血脂是否达标。若已达标，可按原剂量继续服用；若尚未达标，则常需调整剂量，或考虑合用其他调脂药物。当然,应在医生指导下进行,因为盲目增大剂量,其调脂效果并不一定明显提高,反而增加了不良反应。

(5)不能随意增减药量:因为剂量太小达不到治疗目的,剂量太大不良反应将明显增加。

(6)避免与贝特类调脂药吉非罗齐合用:因联用虽可增强降低三酰甘油的作用,但也可使肌痛发生率明显增加(单独应用此类药物时,肌痛的发生率仅为0.1%,而联合应用时为5%)。

(7)与免疫抑制剂环孢霉素及抗菌消炎药红霉素同时使用时,也可增加肌痛的发生率,所以应避免同时使用。

(8)与香豆素类抗凝药(如华法林)同时使用时,部分患者凝血酶原时间延长。正在使用这些药物的患者,请在就诊时向医生说明,以便调整抗凝药物的剂量,并定期检查凝血酶原时间。

(9)用药期间每隔4～6周应检查一次肝功能、血清肌酸激酶(CK)及肌酸激酶同工酶(CKMM),如肝功能异常或肌酸激酶特别肌酸激酶同工酶增高,应及时停用他汀类药,并向医生咨询。

(10)用药期间如感到乏力或肌痛,应及时到医院检查。

(11)注意骨骼肌不良反应(如不明原因的肌痛、关节痛、肌震颤等)。肌病常多发于大剂量用药者、与烟酸类及贝特类药物合用时,肝肾功能不全、严重感染、甲状腺功能减退、高龄的糖尿病患者如出现肌痛(提示有肌病发生的可能,特别是伴有周身不适或发热),要及时处理。

(12)注意胃肠道反应(如腹泻、腹痛、腹胀等),可能发生皮疹、头痛。

(13)剂量应以患者血脂值而定。

(14)增加剂量需根据糖尿病患者对药物反应而决定,且间隔时间应为4周或以上,直至获得预期的血脂数值。

(15)有急性或慢性肝病的糖尿病患者禁用。在治疗前、用药6～12周后或增加剂量时应检测肝功能。

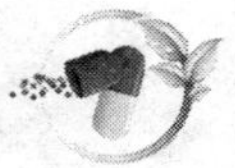

13. 宜正确看待他汀类药的安全性

大量研究证实:①他汀类药在降低心肌梗死、脑卒中、心血管死亡的同时,不会增加非心血管死亡。②他汀类药不会增加癌症和自杀。③他汀类药在降低出血性脑卒中的同时,不会增加脑出血。④曾有人推断他汀类药会引起老年痴呆症,研究显示,老年痴呆症相当部分与脑血管病变相关,他汀类药可能改善老年痴呆症。⑤他汀类药引起丙氨酸氨基转移酶升高在1%左右,是可逆的,呈剂量依赖性。⑥他汀类药最严重的不良反应是肌溶解,全球统计发生率为百万分之一。

医生会在开始应用他汀类药治疗前为患者检验肝功能和肌酶。服药后1～2个月检验血脂下降情况,复查肝功能和肌酶。患者在服用他汀类药过程中出现乏力、肌肉疼痛,应及时告诉医生。因此,在医生指导下长期服用他汀类药是安全的。

14. 他汀类药的主要不良反应

俗话说"是药三分毒",美国食品及药物管理局也有句名言"无不良反应的药物就不是药物",药物有不良反应并不可怕,可怕的是我们对不良反应一无所知或不加重视。

他汀类药的主要不良反应有两方面:即对肝脏和肌肉的双重损害。大约有1%的患者服用他汀类药会引起肝脏丙氨酸氨基转移酶升高(升高到正常值的3倍以上),并且这与服药的剂量有关。服药剂量大,丙氨酸氨基转移酶升高的可能性也大;剂量小,升高的可能性也要小些。在丙氨酸氨基转移酶升高的情况下,如果立即停药,通常在2～3个月,就可恢复到正常水平。

无疑,他汀类药最严重的不良反应还是肌病。肌病一旦发生,患者觉得肌肉疼痛、乏力,抽血检验可见有一种称为肌酸激酶的成分明显升高,如果比正常值增高10倍以上,就可以确诊了。不过,

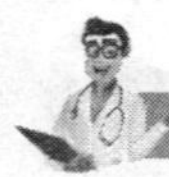

肌病十分罕见。如果发生了肌病，患者没有重视或者医生未能正确诊断，继续服药就可能进一步导致肌肉溶解和肾衰竭，严重者就可能死亡。所幸大多数患者及时发现症状后，立即停药，肌病得到了控制和治疗。只有极个别患者未得到及时诊治才会继续发展成肾衰竭等严重情况。所以，当患者觉得肌肉不舒服、乏力，或者小便呈棕褐色时，就应早看医生，力争及时诊断、早做处理。

大量的研究表明，长期服用（平均观察 5.4 年）他汀类药并不引起其他严重疾病和死亡的增加，是安全的。他汀类药的不良反应少见，大多数患者可良好耐受。只要合理服用、注意监测不良反应，便可及早发现与处理，极少引起严重后果。

15. 肝功能异常和脂肪肝患者宜慎用他汀类药

他汀类药一般不会对肝功能有影响，如有不良影响多发生在用药后 1～3 个月，多与合用药物有关。他汀类药引起的丙氨酸氨基转移酶升高多为一过性，持续性升高不超过 1.2%，而导致停药的约为 0.7%。但活动性肝病患者不能服用他汀类药。因此，活动性肝病或严重肝功能异常的患者，应禁用他汀类药。

氟伐他汀、阿托伐他汀的特点是肾损害小，肾功能不全患者可首选这两种药物。普伐他汀通过肝、肾两条途径进行代谢，属于“两条腿走路”，因此肝、肾功能不全患者可以服用。辛伐他汀，服用较大剂量时，需要密切监测肝功能。

他汀类药在与其他药物合用时，如果代谢途径相同，会增加对肝或肾的损害。反之，代谢途径不同，则相对安全。如氟伐他汀、普伐他汀这两种药与红霉素、硝苯地平、维拉帕米、华法林等合用，就比较安全。而其他他汀类药与上述几种药合用时，就有可能损害肝、肾。

原先就有肝病的患者，如脂肪肝、慢性肝炎等，服用他汀类药后常引起丙氨酸氨基转移酶轻度升高，如果未超过正常值 2 倍，一

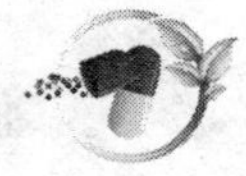

般不影响治疗。如果丙氨酸氨基转移酶明显升高，则应减少他汀类药剂量或停药。目前，尚无调脂药物能够有效减少肝脏脂肪沉积的大型临床试验，而对于同时合并有血脂异常的脂肪肝患者，则可考虑进行药物调脂治疗。若是饮食过量引起肝功能异常，则应控制饮食，保肝治疗，小剂量他汀类药控制血脂，注意监测肝功能。

16. 瘦人服用他汀类药宜定期检查肝功能

他汀类药广泛应用于血脂异常、冠心病及其他心血管病的预防和治疗。但在长期应用时，可能出现肝功能异常和肌肉损害等不良反应，其中后者可表现为肌无力、肌肉疼痛。体格瘦弱者服用他汀类药时，更应该警惕。

2002 年，美国心脏学会发布的他汀类药治疗建议中指出，高龄、体形瘦弱者是服用他汀类药后出现不良反应的高危因素。研究表明，他汀类药的不良反应与用药剂量、患者的身体因素有关。体格瘦弱的人群肝、肾功能较弱，药物排泄较慢，且同等剂量下血药浓度更高，风险更大。瘦弱者如果因为其他疾病，在服他汀类药期间用多种药，可能引起药物相互作用，容易导致不良反应。

因此，建议偏瘦者服他汀类药期间，定期检测肝功能，如果出现非正常的疲劳或无力、食欲不振、上腹部疼痛、尿色变深、皮肤或巩膜黄染，应立即告知医生。如果确定是他汀类药引起的不良反应，应及时遵医嘱停药，并与医生沟通后，重新选择药物和剂量。当然，就目前的临床情况来看，他汀类药的不良反应发生率较低，且在心血管疾病的预防中，获益远远大于风险，在病情需要时，建议长期合理使用。

17. 他汀类药强化治疗可能会影响血糖控制

据有关资料表明，他汀类药对血糖有一定的影响，但一直以来也没有准确的研究数字证实这一点。在并发血脂代谢异常的 2 型

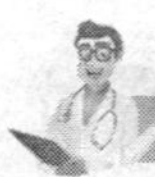

糖尿病患者中，通过分组研究表明：大剂量他汀类药治疗的确可能影响患者的血糖控制。

国外临床研究，比较瑞舒伐他汀和阿托伐他汀对2型糖尿病患者的调脂效果。治疗18周时，最大剂量他汀类治疗（瑞舒伐他汀40毫克，阿托伐他汀80毫克）与糖化血红蛋白（HbA1c）水平升高有关，阿托伐他汀组为7.4%～7.7%，而瑞舒伐他汀组为7.6%～7.9%。阿托伐他汀20毫克组和80毫克组的平均空腹血糖水平分别从基线的8.7毫摩/升升至9.5毫摩/升和9.0毫摩/升，而瑞舒伐他汀治疗对空腹血糖水平无明显影响。

他汀类药通过竞争性抑制内源性胆固醇合成限速酶还原酶，阻断细胞内羟甲戊酸代谢途径，使细胞内胆固醇合成减少，从而反馈性刺激细胞膜表面（主要为肝细胞）低密度脂蛋白受体数量和活性增加、使血清胆固醇清除增加、水平降低。

他汀类药分为天然化合物（如洛伐他丁、辛伐他汀、普伐他汀、美伐他汀）和完全人工合成化合物（如氟伐他汀、阿托伐他汀、西立伐他汀、罗伐他汀）是最为经典和有效的调脂药物，广泛应用于血脂异常的治疗。他汀类药除具有调节血脂作用外，在急性冠状动脉综合征患者中早期应用能够抑制血管内皮的炎症反应，稳定粥样斑块，改善血管内皮功能；延缓动脉粥样硬化程度、抗炎、保护神经和抗血栓等作用。

18. 长期服用他汀类药宜定期检查血糖

美国和欧盟的研究显示，长期服用他汀类药可能使新发糖尿病的风险升高9%，但如果患者擅自停药，则很可能对血脂的调节造成很大的影响。因此，不建议患者擅自停药。如怀疑自己出现血糖异常，应先诊查三项指标。长期服用他汀类药可导致患者血糖异常，表现为空腹血糖、餐后血糖和糖化血红蛋白水平升高，新发糖尿病和糖尿病血糖波动。据介绍，长期服用他汀类药的人群

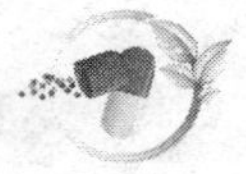

需对血糖、肝酶、肌酐激酶等指标进行重点监测。

高危人群服药期间应定期检查。有糖尿病家族史、肥胖、空腹血糖较高(5.6～6.9毫摩/升)、三酰甘油高、高血压等情况者，新发糖尿病和血糖波动的可能性更高。如出现多尿、多饮、多食或肌肉酸痛等症状，应立即向医生咨询，以明确病因并采取适当的处理措施。建议一般人群每年查一次血糖、肝酶、肌酐激酶。有肥胖等高危因素者，最好每3～6个月检查1次血糖。因此，如果在服用他汀类药期间，确实发生了血糖波动等不良反应，应当及时就诊，必要时在医生或药师的指导下换药或停药。

19. 强化调脂不宜只选用他汀类药

有数据显示，在接受治疗的患者中，低密度脂蛋白总达标率为50%，很多人难以降至1.81毫摩/升(70毫克/分升)的理想值。其中，高危和极高危患者的达标率更低。但恰恰是这类人，发生心脑血管事件的风险极大。造成达标率不理想的主要原因之一，在于患者没有采用积极、合理的药物治疗。

大量临床证据表明，为了防治冠心病，应首选他汀类调脂药。这种药物单独使用时，有一定的局限性。如应用中等剂量以上后，不良反应发生率就开始升高。高龄，尤其80岁以上的患者，女性，体型瘦小、虚弱，合并多种靶器官损害，使用多种药物，处于围术期者，合用贝特类、环孢素药物，出现肝酶损伤、肌痛无力的比率高。但高危和极高危患者需要强化治疗，若单纯依靠大剂量他汀类药，可能增加不良反应的发生。

另一方面，血脂异常的致病机制很多，目前较明确的包括胆固醇在肝脏合成增加及其在小肠吸收增加。他汀类药能抑制胆固醇在肝脏合成。但与此同时，人体肠道会防御性地多吸收胆固醇。如此一来，功过相抵，胆固醇水平下降有限，医生不得不加大用药剂量。因此，对于需要强化调脂，或是单用他汀类药调脂幅度不理想的患者，治疗应“强强联手”，他汀类与依折麦布合用。这好比治理沙尘暴：他汀类药能阻止胆固醇形成，如同“植草”，防止水土流失、形成风沙；依折麦布可以阻挡胆固醇吸收，就像是“种树”，以拦截呼啸而来的风沙，可避免大剂量单一使用他汀类药导致的不良反应。

一般认为，有效的调脂方案应该在用药 4～6 周，使总胆固醇水平降低 20%，低密度脂蛋白水平降至达标，即 1.81 毫摩/升(70 毫克/分升)，或降幅超过 50%，且患者耐受性好，不良反应少或不产生严重的不良反应。如果效果不明显，就要考虑加量、换药，或联合用药了。若经治疗，血脂已降至正常或达标，就需要继续按此剂量用药。除非血脂已降至很低，一般不减少药量。长期连续用药时，每 3～6 个月复查血脂，同时检查肝、肾功能和测定肌酸激酶。

20. 不宜认为他汀类药最大的不良反应是肝脏损伤

他汀类药可安全用于绝大多数患者。他汀类药很少导致肝脏疾病，在部分患者中，他汀类药可导致丙氨酸氨基转移酶水平轻度增高，这并非肝毒性表现，一般停药后就可恢复。罕见情况下，他汀类药可致肌肉组织损伤，其特征为肌酸激酶升高。在服用他汀类药的患者中，有些患者主诉肌肉疼痛、无力或其他相关症状，此时需换用其他治疗手段，包括最大限度改善生活方式或服用其他调脂药物。

21. 慎用他汀类药与维生素 E 同服

维生素 E 又称生育酚，具有抗衰老，增强免疫力，防止脱发，预防冠心病、糖尿病等作用。但如果血脂较高，正在服用他汀类药，最好不要同时摄入太多的维生素 E，否则可能耗损辅酶 Q_{10}，影响心脏功能。

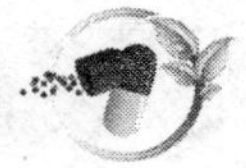

辅酶 Q_{10} 是一种人体所需的抗氧化剂，能够保护心脑血管。而维生素 E 是一种脂溶性化合物，广泛存在于各种植物油中，如玉米油、花生油、葵花子油和豆油等。此外，鸡蛋里也含有一定量的维生素 E。成人每日所需的维生素 E 为 5～30 毫克，一般饮食结构较均衡时，摄入的量就足够。

维生素 E 能提高辅酶 Q_{10} 的分解速度，如果他汀类药与大量维生素 E 合用，对辅酶 Q_{10} 的耗损会进一步增加。这种相互作用会导致维生素 E 补充剂干扰他汀类药的功能，增加心脏病患者心力衰竭的严重程度，也会影响辅酶 Q_{10} 对心血管的保护作用。建议血脂异常患者服用他汀类药期间，避免过多地摄入维生素 E，如果确实需要大量补充，应先咨询医生。

22. 服用他汀类药的两大禁忌

他汀类药作为能有效降低血液中低密度脂蛋白水平，从而预防和治疗心脑血管疾病的药物，变得像阿司匹林一样深受医生和患者的欢迎。但由于服用的人群庞大，而且服用的时间也较长，他汀类药可能产生的不良反应引起了医生和患者的高度重视。

(1)自身有三个不良反应：①肌病。表现为肌肉酸痛、触痛、压痛、软弱无力，在年老体弱、消瘦、肾功能不全的患者身上易见，与某些药物合并使用时，发生的危险性会增高。②肝酶增高。这通常是短期一过性的，在开始治疗的头 1～3 个月发生主要是丙氨酸氨基转移酶的增高，大部分会恢复正常。③血糖异常。表现为空腹血糖水平升高、糖化血红蛋白水平升高、新发糖尿病、糖尿病血糖控制较差。因此，长期服用他汀类药的患者应留意自己是否出现无诱因的肌肉酸痛、无力、口干、多饮等表现，同时应定期检查肌酸肌酶、肝酶和空腹血糖，一般 3 个月检查 1 次。

(2)与某些药物一起服用会加重不良反应：服用他汀类药的患者多半合并有冠心病、心律失常，他们可能正在服用胺碘酮、维拉帕米、地尔硫䓬等药物，而这些药物在肝脏代谢时与某些他汀类药的代谢通道是一样的，可能会增加他汀类药的不良反应，甚至引起严重的不良反应：横纹肌溶解。

还有一些药物，如伊曲康唑、酮康唑、红霉素、克拉霉素、泰利霉素、奈法唑酮、吉非贝齐、环孢素、达那唑，也会与他汀类药产生相互作用。因此，在开始用他汀类药时，一定要告知医生正在服用的各种药物。特别需要提醒的是，在对待他汀类药的问题上，一直存在两种倾向：自行购药盲目服用和不听医嘱拒绝服用。需要服用他汀类药患者的正确做法是：在生活方式干预的基础上，在医生指导下，开始用他汀类药。

（三）贝特类药的调脂作用

1. 什么是贝特类调脂药

贝特类调脂药是抗血脂异常的一种药物，贝特类调脂药也就是苯氧芳酸类调脂药。其多数药物的译名中含有“贝特”二字，如氯贝特（氯贝丁酯）、苯扎贝特、非诺贝特等，故常将此类调脂药物称之为贝特类调脂药。此类药物口服后容易被肠道吸收，服药1～2 小时后即可在血液中测得其药物浓度。它们可通过增强脂蛋白脂酶的活性加速脂蛋白的分解，同时也能减少肝脏中脂蛋白的合成，从而调脂。这类药物的突出作用是显著降低三酰甘油。研究表明，贝特类调脂药除了主要通过纠正血脂异常来发挥抗动脉粥样硬化作用外，还能通过防止血液凝固、促进血栓溶解、减少动脉粥样硬化性炎症等调脂外的途径来发挥抗动脉粥样硬化作用。在临床上，此类药物常用于动脉粥样硬化的预防和治疗。

贝特类调脂药可降低三酰甘油 30％～40％，高密度脂蛋白上升 20％～30％，是高三酰甘油血症的首选药物，也是目前常用的

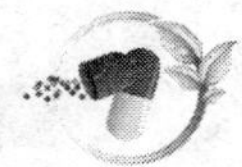

一类调脂药物。这类药物对降低三酰甘油和升高高密度脂蛋白都有明显的效果，同时也有轻度的降低总胆固醇作用。它属于天然药物类，对降低胆固醇和三酰甘油均有效，且可以升高高密度脂蛋白，具有综合调节血脂的功效，且不良反应小。如血脂康等，为目前用于治疗血清三酰甘油水平增高的首选药物；也用于治疗以血清三酰甘油水平增高为主，并伴有血清总胆固醇水平轻度增高者。

长期服用可能会出现的不良反应有消化道反应、胆结石发生增加、粒细胞增多、皮疹、心肌炎、室性心律失常、体重增加、轻度贫血、血清丙氨酸氨基转移酶升高和血糖升高等。对原有肝、肾功能不全，以及妊娠和哺乳期妇女禁用。

2. 常用的贝特类调脂药

(1)非诺贝特(立平脂)：常用剂量为每次口服 0.1 克，每日 3 次。微粒化非诺贝特为特殊工艺制成的；常用剂量为每次口服 0.2 克，每日 1 次。

(2)吉非贝齐(诺衡、康利脂)：常用剂量为每次口服 0.6 克，每日 2 次。

(3)苯扎贝特(必降脂、阿贝他)：常用剂量为每次口服 0.2 克，每日 3 次。此外，还有其长效的缓释制剂苯扎贝特缓释片，又名脂康平，常用剂量为每次口服 0.4 克，每日 1 次。

(4)氯贝特(氯贝丁酯、安妥明、冠心平)：是临床上应用最早的一种贝特类调脂药物，因为不良反应较多现已少用。

3. 贝特类药物的调血脂作用

贝特类(苯氧芳酸类)药物主要降低三酰甘油。其调脂作用可能是通过增加脂蛋白脂酶和肝脂酶活性，使富含三酰甘油的脂蛋白分解，代谢增加，并减少极低低密度脂蛋白的分泌而起效的。其降三酰甘油的作用比降胆固醇作用强。这些药物可使低密度脂蛋白下降 5%～20%，三酰甘油下降 20%～50%，低密度脂蛋白升高 10%～20%。主要不良反应有胆结石、肌病。严重肝、肾功能不良者禁用。此类药物与他汀类药合用，可能引起或加重不良反应。

贝特类药物主要用于降低三酰甘油，适用于三酰甘油明显升高，有可能发生急性胰腺炎的患者，可用于血脂异常的治疗。与降低低密度脂蛋白的药物合用可改善整体血脂情况，且比分别单独使用这两种药物效果要好。如三酰甘油不高，它也可降低低密度脂蛋白，轻度降低冠心病的发生率。

贝特类药物可使低密度脂蛋白降低 5%～20%（无三酰甘油升高的患者），使高密度脂蛋白升高 10%～20%，使三酰甘油降低 20%～50%。

(1)苯扎贝特（必降脂）：普通剂型 200 毫克×30 片，缓释剂型 400 毫克×10 片。普通片 200 毫克，每日 2～3 次；缓释片 400 毫克，每日 1 次。使用中要注意胃肠道反应（如厌食、上腹不适、恶心）、头痛、乏力、眩晕、皮疹、肌痛、肌病，罕见的横纹肌溶解，当与他汀类药合用时易发生这些不良反应。严重肝、肾功能不全的患者及胆石症、低蛋白血症的患者不宜使用；轻至中度肾功能不全的患者慎用。

(2)环丙贝特：100 毫克/粒，每日 1 次，每次 1 粒。使用注意事项同苯扎贝特。

(3)非诺贝特（立平脂）胶囊：标准化剂型 100 毫克×25 粒、300 毫克×10 粒，胶囊微粒化剂型 200 毫克×10 粒。普通剂型 100 毫克，每日 3 次；微粒化剂型 200 毫克，每日 1 次；缓释剂型 250 毫克或 300 毫克，每日 1 次。注意胃肠道反应、头痛、乏力、眩晕、皮疹、丙氨酸氨基转移酶升高、肌痛、肌病，罕见的横纹肌溶解，当与他汀类药合用时易发生这些不良反应。严重肝、肾功能不全的患者及胆石症患者不宜使用。轻、中度肾功能不全的患者慎用，并且应定期监测丙氨酸氨基转移酶水平。

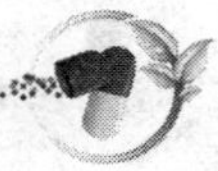

(4)吉非贝齐(诺衡)胶囊:每粒300毫克。普通剂型300~600毫克,每日2次,最大剂量每日为1 500毫克;缓释剂型900毫克,每日1次。注意事项同非诺贝特,该药不宜与他汀类药合用,因为易引发横纹肌溶解。

(5)氯贝丁酯胶囊:每粒250毫克。每次250~500毫克,每日3次。注意胃肠道反应、头痛、乏力、眩晕、皮疹、肝大、肌痛、肌病,罕见的横纹肌溶解,当与他汀类药合用时易发生这些不良反应。还可能引起胆囊炎、胆石症、胰腺炎、心血管异常(如心律失常)等疾病。肾功能不全的患者不宜使用。适用于严重血脂异常,且经非药物治疗无效的患者。

(6)益多酯缓释胶囊:每粒500毫克,每日1次。注意胃肠道反应、头痛、乏力、眩晕、皮疹、肌痛、肌病,罕见的横纹肌溶解,当与他汀类药合用时易发生这些不良反应。严重肝、肾功能不全的患者、胆石症患者不宜使用。

(7)依托贝特:普通剂型300~600毫克,每日3次;微粒化剂型200毫克,每日1次;缓释剂型500毫克,每日1次。注意胃肠道反应、头痛、乏力、眩晕、皮疹、丙氨酸氨基转移酶升高、肌痛、肌病,罕见的横纹肌溶解,当与他汀类药合用时易发生这些不良反应。严重肝、肾功能不全的患者、胆石症患者不宜使用,轻、中度肾功能不全的患者慎用。

4. 贝特类药物的主要不良反应

贝特类最常见的不良反应为胃肠道不适,多为轻微的恶心、腹泻和腹胀等,通常持续时间短暂,不需停药。另外,偶见皮肤瘙痒、荨麻疹、皮疹、脱发、头痛、失眠和性欲减退等。这些反应一般也很轻,多见于服药之初的几周之内,不需停药也可自行消失。个别症状明显者应减少剂量或停药。

长期服用贝特类时,就应该警惕药物引起的肝、肾功能的损害。所以，原本就有肝脏和肾脏疾病的患者应当慎用这些药物。还有个别患者服药后可能发生药物性横纹肌溶解症，表现为肌肉疼痛、无力，有时还有肌肉抽搐。这时测定血中肌酶含量，往往明显升高。如果患者同时服用了贝特类与他汀类这两种调脂药物，发生肝、肾损害和横纹肌溶解症的危险便会明显增加。因此，服药期间患者应定期检查肝、肾功能和血清中的肌酶含量，以便医生根据检验结果及时调整药物剂量，避免不良反应。

另外，贝特类可使胆结石的发生率升高，可能与此类药物使胆固醇排入胆汁的量增多，促进胆结石形成有关，故已有胆结石或胆囊炎等胆道疾病的患者应谨慎用药。贝特类对胚胎有一定毒性，可使胚胎生长延迟，所以孕妇、哺乳期妇女最好不服用，育龄期妇女和儿童一般也不宜用此类药物。个别患者服药后白细胞、红细胞和嗜酸粒细胞可能减少，定期检查血常规有助于早期发现这些异常改变。

5. 服用贝特类药物时宜注意的事项

目前，贝特类药是临床上常用的调脂药物之一，在服用这类药物时，医生和患者应注意以下几点：

(1)贝特类药的主要作用是降低三酰甘油。所以，对于严重高三酰甘油血症患者是首选的调脂药物。

(2)贝特类药的不良反应少见，但少数患者的肝功能可发生损害，极少数可引起肌肉病变，表现为肌肉疼痛、肌肉抽搐、乏力等。因此，长期服用贝特类调脂药物治疗时，应定期复查肝功能及肌酶(CK)水平，如有明显异常，应及时减低服药剂量或停药。

(3)另外，此类药有增强抗凝药(如肝素、低分子肝素或华法林等)药效及升高血糖的作用，若同时服用抗凝药或降糖药时，应注意调整药物的剂量。

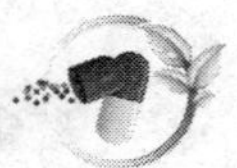

(四)烟酸类药和胆酸螯合剂的调脂作用

1. 烟酸类调脂药的临床应用

烟酸是一种代谢过程中的辅助因子,属于 B 族维生素,在药理剂量时(每日 1 000 毫克或更大)具有较强的调脂作用。这类药物可降低血浆三酰甘油和低密度脂蛋白水平,同时具有明显升高高密度脂蛋白的作用。当高三酰甘油血症用贝丁酸盐类治疗不理想时,可考虑用烟酸类药物治疗。主要用于治疗单纯性血清三酰甘油水平增高者,也可用于治疗以血清三酰甘油水平增高为主,并伴有血清总胆固醇水平轻度增高者。这类药物包括烟酸、烟酸肌醇、阿昔莫司(乐脂平)等,此类药是所有调脂药中最廉价的,而且是唯一的能同时降低心血管病和死亡率的调脂药物。

在研究中发现,2 型糖尿病患者用了烟酸后会影响其血糖控制,平均血糖浓度可升高 16%,认为这与烟酸增加了胰岛素抵抗有关。因此,对于 2 型糖尿病患者,烟酸不宜作为第一线药物,只能用于顽固性血脂异常患者,并且需密切随访。使用烟酸最大剂量不应超过 3～9 克,否则会加重不良反应(肝中毒、高血糖、消化性溃疡及痛风)的发生率。最常见的不良反应为暂时皮肤潮红、瘙痒、皮疹。为减少或避免不良反应发生,可以开始用较小剂量,或加用阿司匹林,或饭后服用本药。同时,该类药物有扩张小血管的作用,因此患者容易出现颜面潮红、皮肤瘙痒等症状,部分患者还可出现胃炎、胃溃疡及房性心律失常、血尿酸水平增高等不良反应。所以,原有溃疡病、痛风、肝功能不全者及孕妇禁用。

为克服烟酸用量大、不良反应多的缺点,药学家已经研制出一系列烟酸衍生物,如烟酸肌醇、烟酸戊四醇酯等。近年来又有阿昔莫司问世,它与烟酸一样能有效降低血浆三酰甘油和胆固醇,且不良反应较少，耐受性良好，能明显改善葡萄糖耐量，不会引起高尿酸血症，适用于各型血脂异常，是一个很有前途的调脂药。烟酸不得与调脂树脂类药物（如考来烯胺、考来替泊、降胆葡胺等）同用于调脂治疗，也一般不能与他汀类药合用，几乎包括所有他汀类药与本品合用时，都会增高他汀类药肌病与横纹肌溶解综合征的发生率。

2. 烟酸肌醇的作用

烟酸肌醇为一温和的周围血管扩张药，在体内逐渐水解为烟酸和肌醇，故具有烟酸和肌醇两者的药理作用，具有调脂作用。其血管扩张作用较烟酸缓和而持久，没有服用烟酸后的潮红和胃部不适等不良反应。本品可选择性地使病变部位和受寒冷刺激的敏感部位的血管扩张，而对正常血管的扩张作用则较弱。此外，并有溶解血栓、抗凝、抗脂肪肝、降低毛细血管脆性等作用。

3. 胆酸螯合剂的临床应用

胆酸螯合剂类降胆固醇药物是抗血脂异常的药物之一，胆酸螯合剂类药物包括考来烯胺（消胆胺）、考来替泊（降胆宁）和降胆葡胺（调脂 3 号树脂）等。胆酸螯合剂适用于高胆固醇血症，对高三酰甘油血症无效，对胆固醇及三酰甘油都高的混合型血脂异常需与其他类型的血脂调节药物联合应用才能奏效。此类药物因不吸收，故无全身不良反应。由于它能加重三酰甘油血症，因而不能单独用于三酰甘油高于 3.39 毫摩/升（300 毫克/分升）的患者。此类药物可降低胆固醇达 20%～30%，若与其他调脂药合用可降低胆固醇达 50%。

胆酸螯合剂在肠道与胆酸结合，阻止胆酸或胆固醇从肠道吸收，促进胆酸或胆固醇随粪便排出，促进胆固醇降解，使肝脏合成胆固醇减少；并使肝脏中低密度脂蛋白受体活性增加，从而增加低

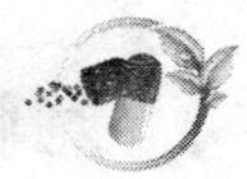

密度脂蛋白的转换，使血总胆固醇和低密度脂蛋白水平下降。适用于治疗单纯性血清总胆固醇水平增高患者。

这类药物口服不吸收，主要在肠内与胆汁酸结合，阻碍胆汁酸的重吸收，干扰胆汁酸肠肝循环，促进胆固醇排泄。胆汁酸减少也会影响食物中胆固醇的吸收，导致低密度脂蛋白受体的合成增加，加速低密度脂蛋白代谢而降低血中胆固醇浓度，但这类药物能使三酰甘油水平升高。常见的不良反应包括腹胀、轻度恶心及便秘，对有肠道疾病及顽固性便秘者应避免使用。同时，此类药物可干扰叶酸、地高辛、华法林、普罗布考（丙丁酚）、苯氧芳酸类及脂溶性维生素的吸收。长期服用考来烯胺者，每天应补充叶酸 5 毫克，在服用考来烯胺前 1～2 小时服用叶酸；口服其他药物时应在用此类药之前 1 小时或之后 3 小时。长期服用考来烯胺者可适当补充维生素 A、维生素 D、维生素 K 及钙剂。其他罕见的不良反应是腹泻、脂痢、肠梗阻及严重腹痛。

（五）依折麦布和多廿烷醇的调脂作用

1. 依折麦布是一种新型的胆固醇抑制药

他汀类药是当前国际通用的调脂治疗的主力军。在强化调脂中，学者们第一个着眼点是加大剂量，再行剂量翻番。当临床应用初始剂量时，52%的高危患者低密度脂蛋白并未达到预期的标准。这部分患者在剂量翻番后仍有 86%未能达标。剂量翻番后，可导致丙氨酸氨基转移酶升高，停药率增高。为此，如何在确保安全的前提下更有效地提高他汀类药的疗效，便成为医生们追求的目标。人体胆固醇的来源途径有二：一是肠道吸收，二是肝脏合成。肠道内吸收的胆固醇 1/3 来自食物，2/3 来自胆汁。仅仅通过饮食调节来控制胆固醇的吸收，效果有限，人们都盼望能有一种药物能同时阻断饮食和肠肝循环两个方向的吸收。经过多年的努力,一种胆固醇吸收抑制药依折麦布应运而生。

依折麦布(益适纯),是一种新型胆固醇吸收抑制药,每日 10 毫克。依折麦布通过作用于胆固醇转运蛋白,在小肠选择性地抑制胆道和食物中的胆固醇吸收,使大约整个肠道内 54%的胆固醇吸收受阻。此外,由于依折麦布减少了小肠上皮对胆固醇的摄取和吸收,使肠道中的胆固醇排泄增加,并减少了胆固醇向肝脏的转运。

研究表明,依折麦布具有良好的安全性。另一个优点是,药物本身及其代谢产物均有降低胆固醇的优越效能,且代谢产物的作用更强。研究表明,对原发性高胆固醇患者,每日 10 毫克依折麦布治疗 12 周,可降低低密度脂蛋白 18.2%。

依折麦布合用他汀类药是当前强化调脂的新方向。他汀类药可以抑制胆固醇在肝脏的合成,依折麦布则抑制胆固醇在肠道的吸收,两者相得益彰。临床试验证明,辛伐他汀 10 毫克加依折麦布 10 毫克,可使低密度脂蛋白水平下降 46%;而单用辛伐他汀 20 毫克,低密度脂蛋白水平仅下降 37%。研究表明,依折麦布可与任何剂量(10～80 毫克)的辛伐他汀合用,使低密度脂蛋白水平在单药治疗的基础上降低 28.2%。两药合用的优点并不止此,它还能使三酰甘油下降 8%～11%,高密度脂蛋白升高 1%～5%。总之,这一新的药物合用将使各个危险分层患者的低密度脂蛋白达到预期水平,并明显改善患者的心血管病预后。

2. 哪些患者宜应用依折麦布

(1)经合理饮食控制和常规剂量他汀类(相当于每日阿托伐他汀 10～20 毫克,辛伐他汀 20～40 毫克,普伐他汀 40 毫克,氟伐他汀 40～80 毫克)治疗后胆固醇水平仍不能达标者,可联合应用依折麦布。

(2)经合理饮食控制后胆固醇水平仍不能达标且不适于或不

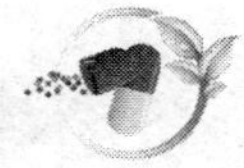

能耐受他汀类药治疗的患者，可应用依折麦布单药治疗。

(3)以三酰甘油升高为主要表现的混合型血脂异常患者，非诺贝特可与依折麦布合用。

(4)接受特殊治疗(如血浆置换疗法)无效，或虽然有效但血脂仍未能达标的纯合子型家族性高胆固醇血症患者，依折麦布可与他汀类药合用治疗。

(5)在饮食控制基础上，依折麦布可用于纯合子型谷甾醇血症(或植物甾醇血症)患者的治疗。依折麦布的推荐用药剂量为每日5～10毫克，可在每日任意时间服用，食物不影响其疗效。但是，老年患者一般无须调整剂量。根据患者具体情况，可与不同剂量的他汀类药合用。

3. 降胆固醇新药葆至能

对于严重的高胆固醇血症或混合型血脂异常，单独用他汀类药有时很难使血脂水平达到目标值；他汀类药对肝酶影响及肌肉毒性等风险是随剂量增加而递增的，这就需要他汀类药合用其他作用机制的调脂药物来达到血脂控制的目标值。

葆至能(依折麦布/辛伐他汀片)是一种固定剂量复方制剂，其组成为他汀类药辛伐他汀和胆固醇吸收抑制药依折麦布。葆至能使降脂疗效大大提高，但无大剂量他汀类药的不良反应。葆至能具有双重机制，既抑制胆固醇在肝脏的合成，同时抑制其在小肠的吸收，从而提供强效、安全的治疗方案，帮助患者突破低密度脂蛋白达标瓶颈。

临床研究显示，葆至能起始治疗，可使患者的低密度脂蛋白降幅达到50%以上，从根本上降低心血管疾病的发病风险。同时由于其单次剂量小，所以不良反应的发生率也大幅度下降，具有良好的耐受性。

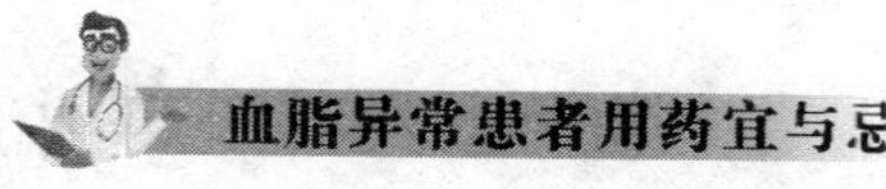

4. 多廿烷醇是新一类的调脂药

多廿烷醇是从古巴西部特种甘蔗中提取的纯天然调脂药，为降胆固醇药物，适用于原发型总胆固醇及低密度脂蛋白升高和总胆固醇、低密度脂蛋白及三酰甘油升高的血脂异常患者。还对原发型高胆固醇血症合并肝肾功能不全、2 型糖尿病、高血压、冠心病高危、心力衰竭等疾病的患者，以及对他汀类药耐受患者、绝经期妇女、胃肠不适患者均有很好疗效。

多廿烷醇起始剂量为每日 5 毫克，在晚餐前服用，因为胆固醇的生物合成在晚上较为活跃。如果效果不明显，剂量可以增加至每日 10 毫克（中午、晚上各 1 次）。研究表明，增加剂量可增加疗效，但安全性及耐受性不变。顽固性患者可能需要的剂量为每日 20 毫克（每日 2 次），这是目前为止治疗的最大剂量。在治疗期间，患者必须坚持低胆固醇饮食。在用药期间，须定期（每 3 个月）检查血浆胆固醇水平。因为多廿烷醇经肾排泄几乎忽略不计，肾功能不全患者无须调整剂量。

（六）保健品不宜用于血脂异常

1. 卵磷脂只宜用于协助调脂

卵磷脂是近年风靡市场的一种保健品，它对人体究竟具有哪些方面的作用？卵磷脂最初是由蛋黄中分离出来的，由磷脂分子、不饱和脂肪酸、胆碱和肌醇几部分组成。这些成分可以从不同方面影响人体的新陈代谢，具有广泛的生理活性。卵磷脂不是维生素，但含有 B 族维生素中的胆碱和肌醇；它不是油类物质，但富含大量不饱和脂肪酸；它不是矿物质，却含有磷元素和丰富的蛋白质。人体含有两种磷脂成分，卵磷脂和脑磷脂，而以卵磷脂为主。

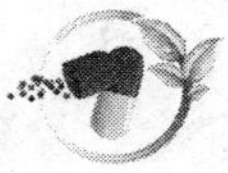

卵磷脂是人体细胞的重要组成成分，主要存在于生命器官（如脑、肝、心、肾和生殖器官）中。人体不能合成磷脂，必须每日从外界摄取。若摄入不足，则会产生多种疾病。

卵磷脂具有极为广泛的生理活性：①构成细胞膜。细胞膜具有特殊的通透性，细胞膜通透性的正常对细胞新陈代谢至关重要。人体摄入足够的卵磷脂，可以改善细胞功能，提高人体细胞的再生能力，并延缓衰老，增进人体活力。②健脑益智。卵磷脂为大脑的重要组成部分。人摄入卵磷脂后，卵磷脂随血流进入大脑，参与合成乙酰胆碱——一种神经递质（即大脑内传递信息的物质）。大脑内乙酰胆碱含量越高，神经传递越快，人反应越敏锐，思维越快，记忆越牢固。老年人普遍缺乏乙酰胆碱，不但记忆力差、反应迟钝、思维减退，而且易患老年痴呆症。③降胆固醇、调脂。卵磷脂是强有力的乳化剂，能把脂肪和胆固醇“乳化”成极小微粒，甚至能化解已形成的“粥样硬化斑”，从而调脂，减少卒中和心肌梗死等疾病的发作概率。作为乳化剂，卵磷脂还能帮助人体吸收脂溶性维生素A、维生素D、维生素E、维生素K等，以供人体之需。④其他功能。卵磷脂还能促进腺体分泌、调节和平衡内分泌系统，并能帮助分解皮下脂肪，促进机体新陈代谢等。此外，还有保肝作用。

老年人和体弱多病者特别需要补充卵磷脂。最好的补充办法为食补。含卵磷脂丰富的食品有：蛋黄（含10%）、大豆（含2%）、猪脑、猪肝、蘑菇、花生和核桃等坚果。食补仍不足者可用药补，疗效确切，不良反应小。卵磷脂的口感也不错，故它可作为一种多功能食品添加剂。如冰淇淋的滑润细腻，面包的香甜松软，奶粉的速溶功效等，都是添加了卵磷脂的功效。

总之，卵磷脂对降低胆固醇的作用是肯定的，它能降低胆固醇。但是，目前卵磷脂作为一种药品在临床还没有使用，只是作为一种保健品。因为是保健品，如果用药效来评价它就不合适了。需要注意的是，许多脂肪类食品，虽含有不少卵磷脂，但也含有很高的胆固醇(如猪脑),老年人及心血管疾病患者应慎食。卵磷脂虽好,但属高热能脂肪,不可多食,否则易长胖和形成血脂异常。

2. 深海鱼油只宜用于协助调脂

很早以前科学家们便发现,生活在邻近北极的爱斯基摩岛上的当地土著人,冠心病发病率很低。进一步研究揭示,这些以渔猎为生的人们,多以海鱼为主要食物。所以,学者们联想到食鱼可能有预防冠心病的作用,鱼的这种作用可能与其能调脂有关。后来的研究也证实,鱼油尤其是深海鱼油有微弱的调脂作用。所以,国内外已利用鱼油制作成调脂药品,如多烯康、脉络康及鱼烯康等,作为一种调脂药物使用。还有不少人将深海鱼油作为调脂补品服用,甚至有人从大洋彼岸购买回来作为时尚礼品馈赠亲朋好友。

实际上,鱼油的主要成分是多价不饱和脂肪酸,以二十碳五烯酸和二十二碳六烯酸为主。当服用这两种多价不饱和脂肪酸的量较大时(如服用多烯康的用量为1.2～1.8克,每日3次)具有降低三酰甘油的作用。对于血胆固醇和血三酰甘油均很高的人,都需要降低,但将他汀类和贝特类药物一起服用不安全,可以将他汀类药和鱼油制剂一起服用。

深海鱼油过去比较提倡,现在认为深海鱼油对脂代谢并没有一个非常有效的调节作用,深海鱼油对血脂的调节作用是有限的。许多患者放着公认的调脂类药物不用,却只认深海鱼油等效用不确切的保健品。这种预防和治疗的盲目性导致我国脑血管病的发病率仍在直线上升。因此,劝告血脂异常患者千万别拿鱼油代替调脂药。据统计,目前只有1/4的患者接受规范治疗,仍有不少人把类似深海鱼油等保健品当成是调脂药来用,这意味着这些人脑血管病发生的危险极高。

应该提醒的是,市面上可买到的深海鱼油,不论是国内生产或从国外进口的,它们所含的二十碳五烯酸和二十二碳六烯酸量都

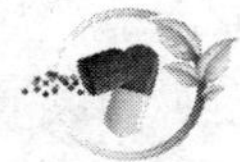

不是很高，如果只按说明书的剂量服用这种深海鱼油，一般不会产生明显的调脂作用。深海鱼油产品质量悬殊较大，现今世界各地销售的鱼油保健产品质量欠稳定，甚至严重氧化。被氧化的鱼油进入人体易导致过多自由基产生，而自由基是机体衰老和诸多疾病之源。所以，在购买鱼油的时候一定要买正规厂家的产品。

3. 血脂异常患者不宜乱用卵磷脂和鱼油调脂

有不少人发现血脂异常时，服用保健食品来调节血脂，这是非常不提倡的。保健食品不是药，只能对血脂有一定的辅助干预作用，这就意味着不管怎么吃也达不到调脂药效。而且有些不法厂商为了达到某种利益，在保健食品中添加了违禁药品，患者盲目服用会对肝、肾功能造成损害。

(1)不宜用卵磷脂代替调脂药：卵磷脂能提高血液中高密度脂蛋白的含量，高密度脂蛋白可清除外周组织血管中多余的胆固醇，有效地防止动脉硬化。有人观察发现，让血脂异常患者每日服用105 克卵磷脂，1 个月后其体内总胆固醇和三酰甘油水平均有不同程度的下降。如连续数月服用卵磷脂每日 25～40 克，胆固醇中的低密度脂蛋白将明显降低，阻止低密度脂蛋白在血管内壁的沉积，降低血液黏度，使血液循环畅通无阻，防止血管内膜损伤，促进粥样硬化斑的消散。但是，卵磷脂虽然具有一定的降胆固醇、调节血脂的作用，也不能以之来代替调脂药而服用。

(2)不能把鱼油当调脂、健脑药：有的血脂异常患者，把深海鱼油当成调脂药而长期服用。临床研究发现，鱼油制剂可使轻度升高的三酰甘油降低，但对总胆固醇和低密度脂蛋白影响甚小，根本达不到有效调节血脂的目的。

脂肪肝患者，连续服用 1～2 年鱼油，则可能导致药物性肝炎。因为滥用鱼油最大的不良反应就是导致肝功能异常。因此，血脂异常患者、脑卒中患者，千万别拿鱼油代替药物。

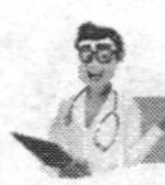

鱼油因其含多元不饱和脂肪酸，而被宣传为有调节血脂、抗衰老、增脑力等功效。事实上，鱼油只是保健品，而不能当药物使用。要想大脑发育、智力聪颖，需多种营养素配合，除鱼油外，还要卵磷脂、优质蛋白质、多种维生素和微量元素等，它们都是大脑思维活动必需的营养物质。有的家长迷信鱼油有健脑促智、增强记忆的功效，把鱼油当成“健脑药”给孩子经常应用，其结果反而造成孩子高度兴奋、夜里睡不着觉、腹胀、腹泻等。

4. 不宜认为保健品或中药可以软化血管、降低血黏度

目前，民间采用的一些保健品降低胆固醇的作用不明确，中药作为治疗血脂异常的辅助用药的确也具有一定疗效，但目前仍然缺乏明确的临床研究依据。因此，保健品或中药是无法取代药物治疗的。

高密度脂蛋白能减少胆固醇沉着在动脉血管壁上，降低血管疾病风险，因此被称为“好胆固醇”。人们常说的“调节血脂”其实是降总胆固醇、低密度脂蛋白和三酰甘油，对于高密度脂蛋白来说，不仅不应该降，反而应该千方百计地让它升高。从这个角度来看，血脂不能单纯一降了之，应该是有升有降，也就是要管理好血脂。

针对目前一些老百姓盲目服用保健品来降低胆固醇的现状，应使大家明白，保健品不能代替药物治疗，目前并未有明确的临床研究依据证明其效果。因此，血脂异常的患者千万不要盲目用保健品来替代药物治疗。

四、血脂异常的药物治疗

(一)血脂异常药物治疗的对象

1. 血脂异常一定要服药吗

血脂异常的确是高血压、冠心病、脑卒中等疾病的重要诱因，但血脂异常不一定就患有高血压、冠心病等。血脂异常多与人们的生活饮食习惯有关。当血脂异常只是处于初级阶段时，也就是说还没有发现有高血压、心脏病等心脑血管疾病时，完全可以不必吃药，而用改善生活方式和饮食来调整血脂。如控制高脂肪、高热能食物的摄取，适当地多吃些粗粮、蔬菜和水果，戒烟戒酒，坚持运动，减轻肥胖等非药物疗法，只要持之以恒，必有效果。

在非药物疗法失败后，或已伴有高血压等并发症时，可考虑使用调脂药，并应在医生的指导下用药，这才是明智的选择。但要注意的是，调脂治疗能不吃药就不吃药，任何药物都会有一定的不良反应，或是或多或少地对肝脏等脏器功能有影响，调脂药也不例外，因而不可盲目滥用。另外，即使吃药也要与饮食、运动等结合起来才有好效果，光依赖药物来调节血脂并不科学。

如果患者除了血脂异常外，又伴有高血压、冠心病、糖尿病及动脉粥样硬化病时，就应在医生的指导下进行积极的药物调脂治疗，并坚持配合运动、饮食等非药物疗法，将血脂维持在理想的水平上，维护血管功能，降低和减轻高血压、心脏病等疾病发生的危险性。

调脂治疗是一件长期的事情，不要期望能在短期内治愈，也不要见已治愈就恢复以往不良的饮食习惯和生活方式，否则血脂又会反弹异常。血脂异常所导致的不良后果是缓慢产生的，也不要以为目前没有明显的症状和不适而忽视对它的治疗，如果待出现心脑血管病等并发症的症状再进行治疗，就为时已晚了。

使用药物治疗血脂异常有一定的规范，首先一定要先做到严格的饮食控制、戒酒、戒烟和运动与减肥，这需执行3～6个月，之后再复查，仍旧未改善，才会考虑使用调节血脂药物。根据有无心血管疾病史者且符合以下条件者才能使用调节血脂药：①总胆固醇≥5.18毫摩/升(200毫克/分升)或低密度脂蛋白≥3.37毫摩/升(130毫克/分升)，且有2个以上的心血管疾病的危险因子(指高血压、糖尿病、男性45岁以上、女性55岁以上或停经未服用激素补充治疗、早发性冠心病家族史、吸烟)。②总胆固醇≥6.2毫摩/升(240毫克/分升)或低密度脂蛋白≥4.1毫摩/升(160毫克/分升)。③三酰甘油≥5.18毫摩/升(458毫克/分升)且合并有总胆固醇与高密度脂蛋白的比值大于5或高密度脂蛋白<0.9毫摩/升(35毫克/分升)。④三酰甘油>11.3毫摩/升(1 000毫克/分升)且有急性胰腺炎危险者；若有心血管疾病史者，需符合：总胆固醇≥5.18毫摩/升(200毫克/分升)或低密度脂蛋白≥4.1毫摩/升(130毫克/分升)；三酰甘油≥2.6毫摩/升(200毫克/分升)且合并有总胆固醇与高密度脂蛋白的比值大于5或高密度脂蛋白<0.9毫摩/升(35毫克/分升)。

原则上说，早治疗、早获益，持久治疗、持久获益。通常，在一级预防层面，伴有0～1种危险因素者的低密度脂蛋白目标值为低于4.1毫摩/升(160毫克/分升)，达到或超过4.9毫摩/升(190毫克/分升)者，应开始药物治疗；而伴2种以上危险因素者的目标值则为3.37毫摩/升(130毫克/分升)，达到或超过比值应开始生活方式疗法；如经过评分判定10年危险性为10%～20%者，此时就应开始药物治疗；而10年危险性小于10%者，应在达到或超过

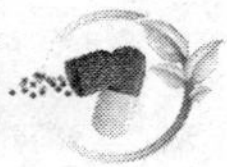

4.1 毫摩/升(160 毫克/分升)时进行治疗。而在二级预防层面,即对因冠脉事件入院的患者而言,应在 24 小时做血脂检查,达到或超过 2.6 毫摩/升(100 毫克/分升)者应开始生活方式疗法,达到或超过 3.37 毫摩/升(130 毫克/分升)则开始药物治疗。

当然,药物治疗应在医生的指导下进行。同时必须注意,调脂的治疗应长期坚持,切忌随意停药。无论何种类型的血脂异常停用调脂药后,血脂仍会上升。在开始药物治疗后 4～6 周,应复查血胆固醇和三酰甘油等。根据血脂改变调整用药。如经治疗后血脂已降至正常,仍应继续用药,以后每 3～6 个月复查血脂,并同时复查肝、肾功能和肌酸激酶。如果血脂未能降至正常,则应考虑加大剂量、改用其他药物或联合用药。

2. 血脂异常患者预防性药物治疗宜知的指征

一级预防(即对于无冠心病的血胆固醇升高患者进行治疗)中适用于不愿进行饮食疗法的成年患者,且其低密度脂蛋白≥4.9毫摩/升(190 毫克/分升),但不伴有 2 种其他危险因素者[其他危险因素包括男性>45 岁或停经妇女、糖尿病、肥胖、末梢或脑动脉硬化、高血压、吸烟、高密度脂蛋白<0.91 毫摩/升(35 毫克/分升)和(或)家族成员 55 岁以前有动脉粥样硬化史];或低密度脂蛋白≥4.1 毫摩/升(160 毫克/分升),和伴有 2 种其他危险因素者。药物治疗与饮食疗法的目标相同,其目标为低密度脂蛋白低于 4.1 毫摩/升(160 毫克/分升)或低于 3.4 毫摩/升(130 毫克/分升),后者指伴有两种其他危险因素者。如有可能,低密度脂蛋白甚至降到理想水平(≤2.6 毫摩/升或 100 毫克/分升)。对于无其他危险因素的小于 35 岁的成年男性和绝经前妇女,低密度脂蛋白水平在4.9～5.7 毫摩/升(190～220 毫克/分升)时,应积极进行药物治疗。

二级预防(即对于已存在冠心病和其他动脉粥样硬化疾病患

者胆固醇的升高进行治疗)治疗目标为使低密度脂蛋白≤2.6毫摩/升(100毫克/分升)。药物治疗一般适用于已有冠心病或其他动脉粥样硬化疾病的患者,其低密度脂蛋白水平在2.6～3.3毫摩/升(100～129毫克/分升)时,在决定药物治疗前,要对治疗所带来的益处、不良反应和花费做出综合的正确判断。

3. 血脂异常宜根据危险分层服药治疗

血脂异常时是否需要服药,主要取决于患者有无心血管疾病或相关危险因素的情况。

(1)无动脉粥样硬化病,无其他冠心病危险因子者,胆固醇＞6.24毫摩/升(240毫克/分升),低密度脂蛋白＞4.16毫摩/升(160毫克/分升),应开始药物治疗。治疗的目标值为胆固醇＜5.72毫摩/升(220毫克/分升),低密度脂蛋白＜3.64毫摩/升(140毫克/分升)。

(2)无动脉粥样硬化病,有其他冠心病危险因子者,胆固醇＞5.72毫摩/升(220毫克/分升),低密度脂蛋白＞3.64毫摩/升(140毫克/分升),应开始药物治疗。治疗的目标值为胆固醇＜5.20毫摩/升(200毫克/分升),低密度脂蛋白＜3.12毫摩/升(120毫克/分升)。

(3)有动脉粥样硬化,胆固醇＞5.20毫摩/升(200毫克/分升),低密度脂蛋白＞3.12毫摩/升(120毫克/分升),应开始药物治疗。治疗的目标值为胆固醇＜4.68毫摩/升(180毫克/分升),低密度脂蛋白＜2.60毫摩/升(100毫克/分升),甚至某些高危患者应低于1.8毫摩/升(70毫克/分升)。

血脂异常高危人群是指伴有严重心脑血管及其他疾病倾向的患者。这类患者具有以下特点:①有明确的血脂异常家族史。②有明确的冠心病、高血压、脑卒中、糖尿病等病史。③体重明显超过正常体重标准。④有不良的生活习惯,如嗜食肉类、运动量

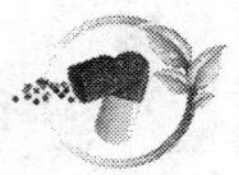

少、吸烟等。⑤患有甲状腺功能减退,或患有肾脏疾病等。

大规模的临床试验证实,已患冠心病、糖尿病的患者血脂即使正常,调脂治疗仍使患者受益。已患心肌梗死的患者调脂治疗可减低再次发生梗死的危险。对血脂轻度升高但没有超过上述范围的患者,应该及时开始治疗性生活方式的改变,如运动、限制饮食等。如果血脂超过了上述水平,应在治疗性生活方式改变的同时开始药物治疗,具体药物需要听从医生的建议。即使已在服药,如果饮食不控制、不运动,或者吸烟、酗酒等,可能必须吃更多的药、更高剂量的药,如此将增加药物产生不良反应的机会,疗效也不理想。不能认为服用调脂药就不用再注意饮食和运动等健康的生活习惯。

4. 血脂"正常"也宜调脂治疗

我国约有 1.6 亿人患有血脂异常,服用药物调整血脂代谢尤为关键。有人认为,即使轻度血脂异常患者也应坚持服用调脂药。如他汀类药,除 40%为发挥调脂作用外,更多的是起到稳定血管内粥样斑块、减轻血管炎症作用。临床证实,他汀类药坚持服用 5 年,可减少复发率 40%。

有的人血脂检查结果虽然属于正常,但是处于一种偏高状态的"正常"范围,应定期复查。尤其是同时患有高血压、冠心病及糖尿病等,需要进行积极的调脂治疗,以协助取得较好疗效,降低心血管事件的危险。临床上通常将单纯血脂异常而无合并高血压、冠心病的情况称为"低危";如果血脂异常,且合并高血压、冠心病之一者,就称为"中危";高血压、冠心病均存在时,就称为"高危"。所以,尽管在此次检查中如果血脂暂时处在"正常",但其值是"正常"高值,稍有波动就会成为增高状态,加之如又患有高血压、冠心病,且合并糖尿病,故属于"高危"患者,必须进行调脂治疗。

一般情况下,处于"低危"状态的患者,无须服用调脂药物,只需控制饮食和增强运动；而“中危”及其以上的患者则不仅要注意控制饮食，还要适当服用调脂药物。医生正是基于患者属于“高危”状态，故而嘱咐患者要注意控制饮食和加强运动锻炼，还要服用他汀类调脂药，目的就在于降低危险度，减轻心血管病的危害。希望能积极调理生活方式，并严格遵医嘱按时服药，以促进病情改善和提高生活质量。

近年来，国内外大规模临床试验证明，血脂检验结果在正常范围内并不一定就不需要治疗了，关键要看个体的具体情况。首先，所谓检验单上的血脂正常值是相对于健康成人而言的。如在某医院，如果患者血脂检验总胆固醇为6.2毫摩/升(240毫克/分升)，检验单上不会标记“H”符号(代表高于正常值上限)，这对一个没有任何心血管疾病危险因素的健康人来说是基本正常的，但是对于有高血压、血脂异常或吸烟的患者，这个6.2毫摩/升(240毫克/分升)的检查值就意味着血脂水平已经偏高了，只有当总胆固醇＜5.72毫摩/升(220毫克/分升)时才算正常；而对于患有糖尿病、冠心病或动脉粥样硬化的患者，则这个正常值还要更严格一些，不能大于4.68毫摩/升(180毫克/分升)。由此可见，对不同人群的血脂水平要求也是不一样的。因此，当冠心病患者血脂检验结果在正常范围时，医生仍有可能为患者开出调脂药物，以减少心血管事件发生的可能性。另外，有时患者的血脂已经达到上述的严格要求，但医生仍要求患者服用他汀类调脂药，如阿托伐他汀、辛伐他汀等，这是因为他汀类调脂药还有调脂作用以外的心血管保护作用，称为“他汀类药的非调脂作用”。有些患者，每日1片甚至半片调脂药就够了；而另一些患者，可能需要每日4片甚至8片，医学上称之为强化调脂治疗。

5. 适宜于强化调脂治疗的对象

所谓冠心病危症患者包括：曾经发生过心肌梗死的糖尿病患

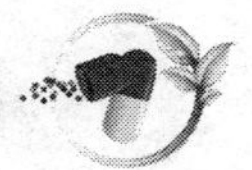

者；虽未发生过心肌梗死，但有腹主动脉瘤者；有症状的颈动脉硬化患者；脑卒中患者；吸烟又喝酒，且血脂异常的55岁以上的男性。所谓极高危患者包括：发生过心肌梗死的糖尿病患者，有急性冠状综合征或发生过心肌梗死的患者，吸烟等危险因素持续得不到纠正的做过搭桥手术的患者。

临床试验证明，调脂治疗重点应放在冠心病的二级预防，即重点对象为：冠心病及其他动脉粥样硬化患者、接受血管成形术或搭桥术的患者、冠心病危症（如糖尿病、10年内冠心病危险大于20%人群）、高危心血管患者群（具有早发冠心病家族史人群、妇女更年期后并发血脂异常患者）。已有心肌梗死、冠脉介入或搭桥术后和糖尿病的患者，应进行积极的调脂治疗。当总胆固醇＞5.20毫摩/升（200毫克/分升），低密度脂蛋白＞3.12毫摩/升（120毫克/分升）时，就应该开始药物治疗。近来还有研究证明，冠心病即使没有血脂异常，也应该进行调脂治疗。强化调脂治疗可降低主要终点事件，可获得更大的临床效益。因此可以确切地说，需要强化调脂的人是有冠心病和冠心病危症的患者（即所谓高危人群），而不是所有人。

6. 为什么对高危人群宜实行强化调脂

血脂异常的治疗要结合具体的病情，因人而异，实现个体化。当然，首要的目标是针对低密度脂蛋白的。因此，要依据患者的心血管病危险程度，区分为高危（其中包括极高危）、中等高危、中等危险和低危人群。高危人群包括冠心病、糖尿病、症状性颈动脉病、腹主动脉瘤、周围动脉疾病或有2个以上心血管病危险因素、10年冠心病危险评分大于20%的患者；极高危人群指的是已有冠心病且合并多种危险因素，包括糖尿病、代谢综合征、急性冠脉综合征，或严重的控制不良的危险因素，如吸烟等患者；中等高危人群指有2个以上冠心病危险因素，10年冠心病危险评分为10%～

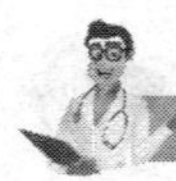

20%。对于高危、中等高危人群，专家的意见一致认为，应当给予强化调脂治疗。强化调脂时低密度脂蛋白的目标值：高危患者应降至2.6毫摩/升（100毫克/分升）以下。中等高危患者也主张降至2.6毫摩/升（100毫克/分升）。极高危患者低密度脂蛋白应降至1.8毫摩/升（70毫克/分升）以下（国内专家认为这一目标是不切实际的，建议定为<80毫克/分升）。总之，他汀类药的治疗，应使低密度脂蛋白达到目标值或降低30%～40%。

糖尿病早已被视为冠心病的等危症，70%的糖尿病患者均死于冠心病。研究证明，低密度脂蛋白每升高0.026毫摩/升（1毫克/分升），冠心病的危险即升高57%。糖尿病患者血脂分布有其固有的特点，即高密度脂蛋白降低和三酰甘油升高，虽然低密度脂蛋白升高不明显或正常，但质量差，小而密的低密度脂蛋白和氧化型低密度脂蛋白增多。那么，糖尿病患者是否需要强化调脂？对一组没有心血管疾病、血脂正常的糖尿病患者所进行他汀类药的临床调脂试验结果表明，冠心病、脑卒中发病率分别降低了37%、48%，总死亡率下降了27%。研究提示，胆固醇较低的糖尿病患者心血管死亡的危险性反而高于胆固醇较高的非糖尿病患者。目前，欧美及我国的指南都将糖尿病的低密度脂蛋白目标值定为<2.6毫摩/升（100毫克/分升），而对并发心血管疾病的糖尿病患者应<1.8毫摩/升（70毫克/分升）。

7. 强化调脂可逆转动脉粥样硬化斑块沉积

动脉粥样硬化是一种全身性疾病，也是诸多现代文明病如高血压、冠心病、心肌梗死、脑卒中的病理基础。多年以来，尽管进行了大量的研究，对于它的治疗也仅限于延缓与控制。但最近的大规模临床研究开拓了动脉硬化斑块治疗的新亮点——强化调脂治疗可以逆转（也就是消退）动脉硬化斑块，这是人类多年来可望而不可及的愿望。

 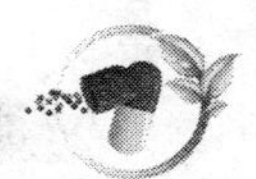

近年来，美国学者对507例经证实的冠心病患者，用舒伐他汀每日40毫克治疗，在研究开始和治疗2年后，用血管内超声检验目标冠状动脉的斑块体积，结果发现，64%的患者整个目标血管内粥样斑块体积缩小，78%的患者病变最严重的10毫米血管段内的粥样斑块消退。低密度脂蛋白下降53%，高密度脂蛋白升高15%，血脂变化的幅度较其他他汀类药效果更大。这一试验为人类征服动脉粥样硬化发出了信号，具有里程碑的意义。尽管医学家还需要进一步积累资料，但此疗法的前景是十分光明的。

8. 不宜采取调脂药物治疗的对象

(1)活动性肝炎的患者不宜使用调脂药物。因为这类调脂药物在肝脏代谢，因而可加重肝脏的损害。

(2)怀孕或哺乳期妇女不宜使用调脂药物。因为动脉粥样硬化是慢性过程，所以妊娠期停用调脂药物对治疗原发性高胆固醇血症的远期效果影响甚少；而且，胆固醇及其生物合成途径的其他产物是胎儿发育的必需成分，包括类固醇和细胞膜的合成。他汀类调脂药在降低胆固醇生物合成的同时，也减少了胆固醇生物合成通路的其他产物。所以，孕妇服用这类调脂药物可能有损于胎儿。有关调脂药物及其代谢产物是否经人乳分泌，目前还缺乏研究。由于许多药物经人乳分泌，而且因调脂药物潜在的不良反应，因此哺乳期妇女不宜服用调脂药物。

(3)患有恶性肿瘤的患者不宜服用调脂药物。

必须强调，并非所有的冠心病患者都适合进行降低胆固醇的治疗，70岁以上高龄的老年患者，慢性充血性心力衰竭、痴呆、晚期脑血管疾病的患者，都应慎用调脂药物。

9. 不宜应用阿托伐他汀的患者

人们知道，阿托伐他汀降胆固醇作用较强，但是也存在明显的不良反应，特别是肌肉毒性和肝脏毒性应该引起人们的注意。常见的肌肉毒性是肌肉或关节部位的疼痛，伴随着生化指标中肌酸激酶(CK)的升高；肝脏方面的生化异常包括丙氨酸氨基转移酶的升高，通常发生在服用阿托伐他汀的初期。一般来说，单纯肌酸激酶升高不超过上限的10倍，丙氨酸氨基转移酶升高不超过上限的3倍，没有肌肉症状的患者，可以在密切观察的情况下继续服用，否则必须立即停药。

部分不适合用阿托伐他汀治疗的人群：肝功能异常者、肌病患者、孕期哺乳期和未采取避孕措施的女性患者禁用。容易出现肌病甚至横纹肌溶解症的患者，如肾功能异常、甲状腺功能低下、个人或家族遗传性肌病史、既往有他汀类药引起肌病史、既往肝病史、酗酒，都要慎用阿托伐他汀。如果服药后容易出现肌酸激酶增高，甚至导致致命的横纹肌溶解症。

10. 肝功能异常患者不宜强化调脂

临床使用调脂常用药辛伐他汀，要根据患者胆固醇指标和肝功能状况来确定剂量，每日不能超过40毫克；肝功能不好的患者不宜强化调脂。目前，有些医生通过给患者大剂量服用辛伐他汀(每日服用80毫克)来“强化”调脂，使其毒性显现，增加横纹肌溶解等风险；对于肝功能不全患者，这种情况尤为严重。因此，长期服用辛伐他汀的患者，用药前和用药期间要定期检查肝功能，如丙氨酸氨基转移酶超过正常值4倍以上要立即停用。

除胺碘酮外，辛伐他汀还不宜与大环内酯抗生素、红霉素及唑类抗真菌药等多种药物同时服用，否则都可能发生不良反应；如必须同时服用多种药物，最好提前咨询临床医师和药师。

11. 血脂异常患者不宜没有症状就不治疗

血脂异常最危险的正是它不易为人们所觉察，临床表现隐匿，

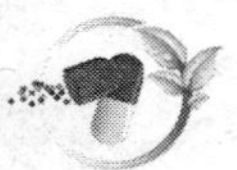

但后果严重,有“沉默杀手”之称。虽然有一些蛛丝马迹可寻:如隆凸于皮肤的黄色瘤(可分布于眼睑、肌腱、肘、膝、臀或踝部等),但除眼睑扁平黄色瘤易被看到外,其他部位均较隐蔽不易发现,因此专家常建议:20 岁以上成年人应每 5 年进行一次空腹血脂谱检查,包括总胆固醇、低密度脂蛋白、高密度脂蛋白和三酰甘油,以期早期发现、早期干预。如果出现血脂异常即使没有症状也应采取调脂治疗。

12. 调节血脂不宜只降三酰甘油

现已确切证明,胆固醇升高会直接增高冠心病的发病率。总胆固醇降低 10%相当于冠心病死亡危险减少 15%、总死亡危险减少 11%;而低密度脂蛋白与动脉粥样硬化、冠心病相关,其降低 10%,冠心病危险减少 20%,它才是防治冠心病的首要目标。调节血脂最重要的是降低低密度脂蛋白水平而非三酰甘油。另外,糖尿病作为冠心病的高危因素,其未来 10 年发生心肌梗死的危险性超过 20%,等同于已患过心肌梗死者再次发生心肌梗死的风险,尽管其血脂异常多表现为三酰甘油高和高密度脂蛋白低,但低密度脂蛋白更为重要,只要其低密度脂蛋白没有达标<2.6 毫摩/升(100 毫克/分升),降低低密度脂蛋白仍为首要干预目标。

(二)血脂异常患者调脂药的选择

1. 血脂异常的一线调脂药物

血脂异常患者的饮食疗法虽然十分重要,但不是每一个患者都能长期坚持的,而且其调脂的作用也只有 10%左右。所以,服用药物调节血脂代谢,就成了必须采取也更乐于为患者接受的治疗方法。但饮食疗法毕竟是控制血脂异常的基本防治对策;千万

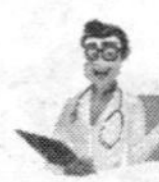

不可误认为服用调脂药物，便可无节制地享用高脂肪和高热能的美味佳肴了，否则多好的药物也达不到治疗目的。

近20年来研制生产的调脂药物种类繁多，各有特点，但应从中选择既能明显降低血总胆固醇和三酰甘油，又可升高具有抗动脉粥样硬化作用的高密度脂蛋白的全面调节血脂代谢的药物。

经过饮食调节及运动锻炼仍有血脂异常者，应采用药物治疗。我国目前血脂异常患者的发病率高，知晓率和治疗率低，控制达标率更低(约10%)。以降低血总胆固醇和低密度脂蛋白为主的首推他汀类，如辛伐他汀、普伐他汀和氟伐他汀等；降低三酰甘油为主的以贝特类，如非诺贝特和吉非罗齐等。它们是防治血脂异常的一线药物，又都具有增高高密度脂蛋白的作用，在我国已广泛应用，深受专家的好评。根据主要治疗作用的不同，调脂药物分为两大类：他汀类主要降低密度脂蛋白，贝特类升高高密度脂蛋白和降低三酰甘油作用优于他汀类药。

(1)他汀类药：可抑制肝脏胆固醇的合成，主要是降低胆固醇和低密度脂蛋白，他汀类药可使血总胆固醇降低25%～35%，低密度脂蛋白减少30%～40%，但对降低三酰甘油和升高高密度脂蛋白的疗效略差，所以主要用于高胆固醇血症的防治。包括辛伐他汀、普伐他汀等。

他汀类药是一个广谱的调脂药，不但能降低所有的低密度脂蛋白，而且还能升高高密度脂蛋白。此外，还能稳定血管壁上的粥样斑块，防止斑块破裂出血，斑块破裂出血是急性心肌梗死的常见原因。最近研究显示，他汀类药有缩小粥样斑块作用的趋势。基于以上原因，他汀类应作为调脂药的首选药。辛伐他汀每晚口服20毫克，能够降低血清胆固醇30%左右，使70%左右的人达到上述胆固醇控制的目标。辛伐他汀每晚口服5毫克，约4周后疗效便很明显。普伐他汀和氟伐他汀每晚服用10～20毫克。上述药物如服用1个月后效果不佳，可适当增量。国产的血脂康也含他

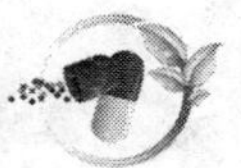

汀类调脂成分，疗效亦佳，可每日 2 次，每次 0.6 克。近年来，已有很多大规模长期的临床研究充分证明这类药物可防治动脉粥样硬化，使冠心病患者的心肌梗死发生率或复发率大为降低，脑卒中的发生和死亡人数都明显减少，因而受到广泛好评。凡已患冠心病者，最好长期服用，使血总胆固醇控制在 4.7 毫摩/升（180 毫克/分升）以下。近年来，有数十项大规模临床试验证实，该类药物能够减少胆固醇在血管壁的沉积，降低动脉粥样硬化的发病率，减少动脉粥样硬化斑块的破裂，使冠心病急性发作的事件（如急性心肌梗死等）下降 30%～50%，同时降低脑血栓等缺血性疾病的急性发作，并且不增加因其他疾病引起的死亡率。

另外，天然药物类，如血脂康胶囊，对降低总胆固醇和三酰甘油均有效，可以升高高密度脂蛋白，具有综合调节血脂的功效，且不良反应小。

(2)贝特类：主要降低三酰甘油和升高高密度脂蛋白。贝特类药物可降低三酰甘油 30%～40%，高密度脂蛋白上升 20%～30%，是高三酰甘油血症的首选药物，其中以非诺贝特和吉非罗齐最为常用。近年来新的缓释剂型出现，使每日服药量减少，肝脏不良反应减少，特别是随着对小而密低密度脂蛋白及三酰甘油研究进展又被临床重视。他汀类和贝特类药物也可合用，治疗混合性血脂异常即同时有血总胆固醇和三酰甘油升高者。

早年因贝特类降胆固醇作用弱且对肝脏不良反应大，被冷落了 20 年。应用本类药物数日后即起效，数周内达最大值，有轻度恶心、呕吐、腹痛等胃肠道反应，偶有肌肉疼痛及痉挛。既往对这类药物的安全性和有效性存有争议，最近有两项试验应用苯扎贝特和吉非罗齐，表明其安全有效，能降低急性冠脉事件 16%左右。该两项试验建议血清三酰甘油＞2.6 毫摩/升（200 毫克/分升）者应用该类药。亦可选用微粒化非诺贝特，每日 200 毫克，其确切疗效有待更多大规模临床试验证实。三酰甘油致动脉粥样硬化的作用仍有争议，最近研究表明，三酰甘油是动脉粥样硬化发生的独立危险因素，贝特类调脂药的有益作用不但是降低三酰甘油，更主要的是升高高密度脂蛋白。

关于上述两类药物的选择问题，一般来说，正常人血清高密度脂蛋白>1.04 毫摩/升(40 毫克/分升)；当低密度脂蛋白>3.36 毫摩/升(130 毫克/分升)，高密度脂蛋白>1.04 毫摩/升(40 毫克/分升)时，选用他汀类药；当低密度脂蛋白>3.36 毫摩/升(130 毫克/分升)，高密度脂蛋白<0.91 毫摩/升(35 毫克/分升)时，他汀类和贝特类药物都可以选用。一般一类药物应单用。这两类药物合用有引起肝功能损害和骨骼肌溶解的可能，应尽量避免。但氟伐他汀与贝特类合用，则罕见这类不良反应，必要时可以早晚分开应用。因为血脂异常是一个缓慢的过程，血脂的调节特别是消除血脂带来的不良影响也同样需要一个持续作用的过程，因此选择调脂作用明显及不良反应小的调脂药物非常重要。

鉴于调脂干预的首要目标是将低密度脂蛋白降至指南设定的目标水平或更低，只要低密度脂蛋白未达标，而需用调脂药时，首选他汀类药。尽管糖尿病和代谢综合征的血脂异常特征表现为三酰甘油和低密度脂蛋白升高，高密度脂蛋白降低，但多数患者的低密度脂蛋白未达标，仍应选用他汀类药。

对于混合型血脂异常，使用他汀类药不能满意调脂时，可联合使用合理剂量的他汀类与贝特类药物。低密度脂蛋白≥4.9 毫摩(190 毫克/分升)时应考虑家族性高胆固醇血症的可能，应对家族成员筛查，应选择他汀类与其他类调脂药合用。

总之，首先降总胆固醇，尤其是低密度脂蛋白达标，首选他汀类药。总胆固醇水平，尤其低密度脂蛋白水平与冠心病心肌梗死关系最密切，只有他汀类药有降胆固醇，降低死亡率的证据。应用他汀类药降低低密度脂蛋白达标后，如高密度脂蛋白仍低，三酰甘油明显升高时，可在应用他汀类药的基础上，合用贝特类(如非诺

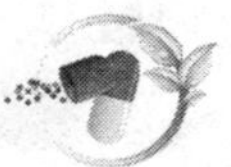

贝特)或缓释烟酸。如要排个顺序的话,应首先用他汀类药降低低密度脂蛋白达标,再升高高密度脂蛋白,最后降三酰甘油。

服用他汀类或贝特类药物,应当注意:①严格按照医生处方服药,不可自行随意更改药物和剂量。②长期坚持不可中断,才能稳定调脂疗效,防治冠心病等心脑血管疾病。③初次服药 1~3 个月要复查血脂和肝、肾功能等,长期治疗过程中也应定期检查以上项目,以便及时调整药物剂量,纠正不良反应。④同时坚持饮食疗法,培养良好的生活习惯。⑤防治结合,非药物与药物应用相结合。⑥根据血脂异常种类不同而辨型用药。⑦冠心病患者的合适血脂水平应较低于正常人,尽早用药,同时控制其他危险因素。⑧长效调脂药宜每晚服用 1 次。⑨这些药物都有一些不良反应,如引起恶心、厌食、丙氨酸氨基转移酶升高、肌肉疼痛等,所以服药前请详细阅读药物说明书,如出现不良反应,应及时就医加以纠正,包括减量服药与停药。一般经药物治疗 3 个月后仍达不到要求目标者,应当逐步增加药物剂量或调整药物种类,并应注意监测药物的不良反应。

2. 宜根据血脂异常类型选择调脂药

血脂异常是由于脂肪代谢或转运异常使血浆中的脂类浓度高于正常,分为高胆固醇血症、高三酰甘油血症、混合型血脂异常 3 个类型。因而调脂药物根据药理作用不同,分为主要降低胆固醇和主要降低三酰甘油两大类。由于调脂药物种类繁多,专属性强、不良反应较多,患者应在医生指导下通过检验血脂分清自己属于哪一类型的血脂异常,对症下药才有疗效。

(1)主要降低胆固醇的药物:降胆固醇的药物主要包括他汀类和胆汁酸螯合剂两类。他汀类的药物有洛伐他汀、辛伐他汀、氟伐他汀等,主要作用是抑制胆固醇的合成,不良反应较少,多为肌肉疼痛。胆汁酸螯合剂类的药物有考来烯胺、考来替泊,主要作用是抑制胆固醇的吸收，不良反应是刺激性臭味和消化道反应。

（2）主要降低三酰甘油的药物：降三酰甘油的药物包括贝特类、烟酸类和海鱼油-ω-3 脂肪酸，药物的作用都是降低脂类的合成和释放、加速脂类的代谢和排出。贝特类的药物有吉非贝齐、非诺贝特、苯扎贝特，不良反应是消化道反应和肝、肾功能改变。烟酸类的药物有烟酸肌醇、阿昔莫司等，不良反应除消化道反应外，还有皮肤潮红和瘙痒。海鱼油-ω-3 脂肪酸是俗称的深海鱼油，长期服用有导致视力下降和出血的可能。

（3）降低混合型血脂异常的药物：如患者的总胆固醇和三酰甘油均高于正常时常需要联合用药，可以根据总胆固醇和三酰甘油的比例，使用他汀类、胆汁酸螯合剂、贝特类和烟酸类药物，但要警惕药物之间的相互作用。如洛伐他汀、辛伐他汀和普伐他汀与烟酸、吉非贝齐合用时，易发生危及生命的横纹肌溶解症；需联合用药时，剂量宜小，同时注意观察是否有肌无力、肌痛现象，并定期检查血清丙氨酸氨基转移酶、肌酸激酶等安全指标，以便调整剂量或更换药品。

3. 高胆固醇血症的用药治疗

在选择调脂药以前首先要了解病情，以确定有无继发性高胆固醇血症的可能，确定高胆固醇血症的程度，这些对于正确选用药物十分重要。有继发性高胆固醇血症的患者，要同时治疗原发疾病：轻度胆固醇升高的患者可用非药物控制血脂，不一定要服药治疗；自身肝、肾功能不全的患者要注意选用对肝脏、肾脏不良反应小的药物；不愿意服药的患者最好选用每日 1 次服用的药物等。

如果是单纯性高胆固醇血症，一般首先选用他汀类药。因为它具有疗效可靠、不良反应少、用药次数少等优点。也是目前应用最为广泛，疗效最为肯定的一线调脂药，应长期服用。当然，在医生指导下，也可选用烟酸类及胆酸螯合剂等其他调脂药物。

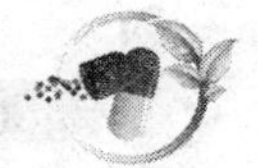

高胆固醇血症的治疗以他汀类药为好。①阿托伐他汀。该药既降胆固醇又升高密度脂蛋白，但不能与吡格列酮合用，否则可使吡格列酮的疗效降低 31%。②辛伐他汀。是调脂药中调脂效果较好的一种，它的吸收不受进食影响，故任何时间服用皆可；辛伐他汀可提高地尔硫䓬的疗效，两药合用需减少用量。③普伐他汀。调脂效果好，但若与红霉素、烟酸合用时，可能发生不良反应，需注意。④洛伐他汀。是最常用、最便宜的调脂药，它可提高地尔硫䓬疗效 3～4 倍，因而两药合用时剂量应小些；需睡前服，否则疗效降低。⑤瑞舒伐他汀。调脂效力强，可降低低密度脂蛋白 45%～55%，同时能升高高密度脂蛋白。

4. 低高密度脂蛋白血症的用药治疗

高密度脂蛋白能把进入细胞内的胆固醇带出来，转运到肝脏进行分解代谢。高密度脂蛋白水平＜1.04 毫摩/升，称为低高密度脂蛋白血症。①烟酸缓释片，可使血浆高密度脂蛋白水平升高。②吉非贝齐，可升高高密度脂蛋白 11%，冠心病事件减少 34%。③瑞舒伐他汀、阿托伐他汀、特布他林（间羟舒喘灵）、西咪替丁、α 受体拮抗药也有升高高密度脂蛋白的作用。另外，肥胖者常伴有高密度脂蛋白水平降低，体重每增加 2.25 千克，高密度脂蛋白水平即下降 5%。而每日运动 1 小时，高密度脂蛋白浓度可升高 0.15～0.21 毫摩/升。

5. 高三酰甘油血症宜选用的调脂药

高三酰甘油血症主要取决于血三酰甘油升高的原因及严重程度。常用药物有贝特类药物（主要适用于高三酰甘油血症或以血三酰甘油升高为主的混合型血脂异常）和烟酸及其衍生物（主要适用于除纯合子家族性高胆固醇血症及Ⅰ型高乳糜微粒血症以外的其他类型的血脂紊乱）。

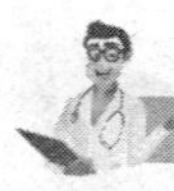

血脂异常的治疗一般须长期用药。药物使用4～6周后，作用效果达最大。如未达到控制标准，可增加剂量或联合用药。达标后，长期维持用药，每3～6个月复查血脂。除非发生不良反应或血脂太低，一般不应停药或减量。他汀类调脂药物只有坚持服用，才能改善长期预后。在药物治疗期间，须监测不良反应，包括肝、肾功能，血常规及必要时测定肌酶。尤其是老年患者，应特别注意药物剂量和不良反应。

(1)三酰甘油水平处在临界范围：临界高三酰甘油血症(1.70～2.25毫摩/升)患者，不需要立即接受药物治疗。不过，医生应该对患者进行系统评估，看其是否存在代谢综合征及其他有可能导致三酰甘油水平升高的原因。

(2)三酰甘油水平升高：对于高三酰甘油血症(2.26～5.64毫摩/升)患者，在降低三酰甘油的同时，也可以降低低密度蛋白水平。如果患者的低密度脂蛋白尚未达标，他汀类药是治疗的首选。如果高三酰甘油血症患者没有心脏病，以及与心脏病等同的颈动脉或周围动脉疾病，而且低密度脂蛋白达标或接近目标，那么贝特类、烟酸及鱼油都可以作为选择。很多患者都需要接受联合用药治疗，来让血脂达标。

(3)三酰甘油水平非常高：如果三酰甘油水平非常高(≥5.65毫摩/升)，除了积极改变生活方式以外，还需要接受药物治疗。贝特类或烟酸是这类患者的一线用药。在这种情况下，治疗的首要目标是尽快降低急性胰腺炎的发生风险，尤其是当三酰甘油超过11.30毫摩/升的时候。此外，患者必须采取极低脂肪饮食。

6. 混合型血脂异常宜选用的药物

所谓混合型血脂异常是指既有血胆固醇水平升高又有血甘油三酶水平升高。这种情况还可分为两种亚型：以胆固醇升高为主或是以三酰甘油升高为主。若是以胆固醇升高为主，则首选他汀

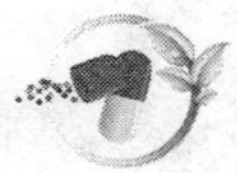

类药;如果是以三酰甘油升高为主,则可先试用贝特类,也可选用他汀类药。烟酸类制剂对于这种类型血脂异常也较为适合。如果血脂异常是以三酰甘油升高为主,胆固醇水平轻度增高,此类患者不仅患冠心病的危险性会增加,更主要的是当三酰甘油浓度极高时,会诱发急性胰腺炎,对患者的生命造成威胁,因此应首先选用降三酰甘油为主的贝特类药物。

(1)如果低密度脂蛋白>3.4 毫摩/升(130 毫克/分升),而三酰甘油轻、中度升高,三酰甘油介于 1.7～5.7 毫摩/升(150～500 毫克/分升) 时,则应首选他汀类药,如阿托伐他汀,不仅降低胆固醇作用最强,还可使三酰甘油水平有不同程度的下降。同时还应注意控制饮食、加强体育锻炼及减轻体重,尽快使三酰甘油降下来。

(2)如果胆固醇水平轻、中度升高 3.4 毫摩/升(130 毫克/分升)和(或)低密度脂蛋白<5.0 毫摩/升(190 毫克/分升),而三酰甘油显著升高,>5.7 毫摩/升(500 毫克/分升),浓度极高的三酰甘油会诱发急性胰腺炎,对患者的生命造成威胁,因此首要任务是降低三酰甘油来预防急性胰腺炎,可短期选用贝特类或烟酸类调脂药(非诺贝特、吉非贝齐或烟酸等)。同时,加强体育锻炼和饮食调节,尽快使三酰甘油降下来。由于胆固醇是导致冠心病和脑卒中的首要危险因素,因此在降低三酰甘油、消除急性胰腺炎的潜在危险因素后,还应继续服用他汀类药,如阿托伐他汀,使胆固醇水平降低到目标水平。

有少数患者的血胆固醇和三酰甘油水平都异常升高,单用一种调脂药物不能达到理想的调脂目标,这时就必须应用两种调脂药,如合用他汀类和贝特类药物等。但要注意两种或多种调脂药物同时使用时,可能会使药物的不良反应增加。

对严重的、顽固的脂质代谢异常的患者,可联合两种甚至两种以上作用机制不同的调脂药,在联合应用时应警惕药物不良反应

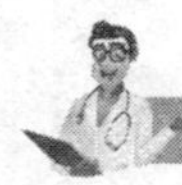

的增加。某些他汀类与烟酸、贝特类调脂药或与红霉素、环孢素合用可导致严重的横纹肌溶解症,应密切监测有无肌肉酸痛、血清肌酸激酶异常升高等不良反应。

7. 调脂治疗宜首选他汀类药

有些人认为,血脂异常是由于高脂肪和高胆固醇食物摄入过多引起的,一般认为只要对饮食加以控制,就能达到调节血脂的目的。然而,事实并非如此。因为饮食疗效的个体差异很大,多数患者改变饮食后会有轻微疗效,仅少数患者疗效明显,而也有患者的低密度脂蛋白不但不降低,反而明显增加。由此可见,饮食疗法只能作为调节血脂的基础,单用饮食疗法并不能达到有效调节血脂的目的。

目前,在选择调脂药物方面也存在很大的误区,有不少人认为服用鱼油等保健品就能调节血脂,实际上这种观点是错误的。临床研究发现,鱼油制剂可以轻度降低三酰甘油,但对总胆固醇和低密度脂蛋白影响甚小,根本达不到有效调节血脂的目的。大量研究证实,他汀类调脂药可以有效降低低密度脂蛋白,适当升高高密度脂蛋白,并能明显降低三酰甘油水平。此外,这种调脂药还具有抗动脉粥样硬化的作用,如改善内皮功能、降低血液黏稠性、抑制血小板聚集、降低纤维蛋白原水平,可使不稳定的动脉粥样硬化斑块稳定。长期服用他汀类药可显著降低死亡率,减少患者对冠状动脉搭桥术和经皮冠状动脉腔内成形术的需要。

在常用的他汀类药物中,以阿伐他汀降低低密度脂蛋白的幅度最大。一般情况下,应单独用一种调脂药物来大幅度降低低密度脂蛋白,尽可能不联合应用调脂药物。少数患者单用一种他汀类药已达最大剂量仍难以降低低密度脂蛋白时,方可考虑他汀类和贝特类合用,或者他汀类与胆酸螯合剂合用,且均应从小剂量开始,并密切监测不良反应。

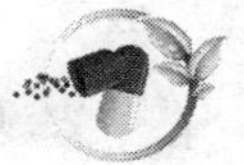

8. 选用调脂药宜注意的事项

(1)调脂药物都有一些不良反应,服药前请详细阅读说明书,并在医生指导下服药,不可自行随意更改药物和剂量;继发性(其他疾病引起)血脂异常者应同时积极防治原发疾病。

(2)服药一般需长期坚持,才能稳定调脂疗效,防治冠心病等心脑血管并发症。

(3)初次服药1～3个月复查血脂、肝肾功能、肌酸激酶等,长期治疗过程中也应定期检查以上项目,以便及时调整剂量,纠正不良反应。

(4)服药同时坚持饮食疗法,进行适当的体育锻炼,培养良好的生活习惯。只有将“戒烟限酒、合理饮食、适量运动、关注血脂、巧用药物”(五驾马车)并驾齐驱,才能筑起心脑血管疾病防治的坚固长城,让血脂维持正常。

9. 调脂类药物不宜随意选用

胆固醇和三酰甘油是血脂的主要成分,其中胆固醇主要用于合成人体细胞的各种膜结构、类固醇激素、维生素D和胆汁酸等,如果胆固醇低于2.86毫摩/升(110毫克/分升),不仅会造成老年人体内三大物质(糖类、脂肪、蛋白质)代谢紊乱,还会导致脂类吸收不良、免疫功能下降,这对本来免疫功能已经低下的老年人犹如雪上加霜。只有当血胆固醇超过5.98毫摩/升(230毫克/分升)时,胆固醇才会在血管壁上沉积,有导致冠心病、心绞痛等心脑血管疾病的危险,才需要降低胆固醇。

脂蛋白是血脂的存在形式,实际上脂蛋白的成分有好有坏,并非全部越低越好。其中高密度脂蛋白对身体有益,不但不能降低,反而应该升高。因为高密度脂蛋白负责将肝外组织中的胆固醇运送到肝脏分解清除,降低血胆固醇水平,具有抗动脉粥样硬化作

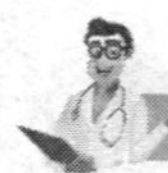

用。专家认为，高密度脂蛋白必须高于 1.04 毫摩/升（40 毫克/分升），才能保证人体血胆固醇不超出正常水平，并不沉积在血管壁上。低密度脂蛋白升高才是导致冠心病的危险因素。由于我国血脂异常患者普遍存在高密度脂蛋白偏低，低密度脂蛋白偏高的现象，因此防治心血管疾病和血脂异常，很重要的一条是将血脂中对身体有利的升上去，对身体不利的降下来。

血脂异常种类繁多，每位患者病情都不一样，相应治疗方案也不同。调脂药的应用非常讲究，强调个体化，盲目服药不但治不了病，往往还会产生严重后果。即使是原发性血脂异常，其类型和治疗用药也很多，如何选择和搭配用药非常讲究，若自行盲目用药同样危害大。临床上，血脂异常大致可分为以低密度脂蛋白高为主要表现的高胆固醇血症、高三酰甘油血症、胆固醇和三酰甘油均高的混合型血脂异常、低高密度脂蛋白血症。目前，常用调脂药有他汀类、贝特类、树脂类和烟酸类。这几类药物的治疗原理各不相同，只有临床经验丰富的医生才能合理应用，乱用药很可能因药物本身的不良反应给身体带来意想不到的伤害。而且，对于临床上多见的混合型血脂异常，常需多药联合使用，而药与药之间的搭配更是大有讲究，否则很可能因药物之间的相互作用，损害健康。所以，血脂异常者一定要在专科医生指导下合理规范用药，不可自行用药。

（三）血脂异常的合理用药

1. 使用调脂药宜掌握的原则

20 世纪 90 年代以来，国际上先后进行了一系列大规模有关调脂的临床试验，其中 4S 北欧辛伐他汀生存研究被诺贝尔奖得主戈登斯坦称为医学史上的里程碑性研究。这项研究结果分别显示，经

 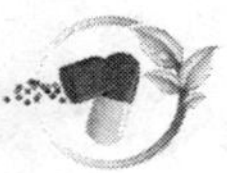

过3～5年调脂药物治疗，单纯血脂异常患者的冠心病发病率减少31%；已患冠心病者，包括病死在内的临床事件减少24%～34%等。

血脂异常是许多心血管病的危险因素，如动脉粥样硬化、冠心病、高血压、肥胖症等，均以血脂异常为其高危因素。因此，在心血管疾病的防治中应合理选择，积极配合饮食及运动疗法，并根据血脂变化调整剂量，才能使其发挥调节血脂和降低心血管疾病发病的积极效应。

(1)进行危险性分层评估，制定具体的血脂干预水平：对于单纯血脂异常、合并其他动脉粥样硬化性疾病危险因素(高血压、吸烟，以及有糖尿病、冠心病家族史，系老年人及男性等)及患有动脉粥样硬化性疾病这三种患者，其危险性依次逐渐增加。越危险的患者，越应将胆固醇水平控制到较低水平，而且高危者应在进行非药物疗法的基础上尽早合用药物疗法。

(2)正确选择调脂药：目前主张以他汀类和贝特类调脂药为基本药物，推荐给患者选择。以总胆固醇升高为主的患者，用他汀类药，如洛伐他汀10～80毫克，每晚1次或每日分2次口服，辛伐他汀10～40毫克，每晚1次，普伐他汀10～40毫克，每晚1次，氟伐他汀10～40毫克，每晚1次等。以三酰甘油升高为主的患者可服用贝特类药，如非诺贝特100毫克，每日3次，或微粒型200毫克，每晚1次，吉非罗齐300毫克，每日3次，或600毫克，每日2次，或缓释型900毫克，每晚1次口服。

(3)调脂药的实际应用：在临床应用中要考虑患者的具体情况，如血脂异常的严重程度，患者的年龄和健康状况，以及药物的不良反应等来选择具体药物；如老年人可首选一些无不良反应且调脂作用相对弱些的药物，如弹性酶、血脂康、烟酸等。又如工作较忙，难以保证每日数次服药的中年人尽可能选用每日仅服1次的长效制剂，如洛伐他汀、辛伐他汀等。对于使用一种调脂药不能取得良好效果的，可考虑联合使用几种不同作用机制的调脂药，以增强疗效。总之，调脂药的实际应用需综合分析，积极做到用药个体化，以便用较少的药物，较小的剂量，争取最好的效果。

（4）必须与饮食和运动疗法结合起来：调脂疗法的非药物疗法包括：低脂、低盐、低热能饮食，戒烟限酒，适量运动。实践证明，不考虑饮食调理和运动锻炼，想单纯使用调脂药来达到较好地调节血脂的目的，几乎是不可能的。研究表明，“富足”的膳食，即高脂肪、高糖膳食，会使血清胆固醇、三酰甘油水平升得很高，如果不改变这一不良膳食结构，即便再好的调脂药也无法将血脂调至满意水平。饮食疗法的目的在于维持正常的血清胆固醇和三酰甘油水平及有利于调脂药发挥良好作用。我国营养学家提出，血脂异常患者食谱中的胆固醇每日应在300毫克以下，少食饱和脂肪和含高糖的食品，并注意控制每日总热能在150千焦（36千卡）/千克体重以下。运动疗法是控制血脂异常的基础疗法之一，研究证明，经常性的运动锻炼可增加胆固醇的降解，加速乳糜微粒的清除。若将运动疗法与饮食疗法结合起来，一些较轻的血脂异常患者常可以达到“不药而愈”的效果。

（5）定期检查血脂及调整药物：非药物疗法后3～6个月复查血脂，以后每6～12个月复查1次；药物治疗后6周复查血脂、肝功能，以后每3～6个月复查1次，达标后可每6～12个月复查1次。

（6）所有患者的其他血脂指标的理想水平：高密度脂蛋白>1.04毫摩/升（40毫克/分升）；三酰甘油<1.70毫摩/升（150毫克/分升）。若三酰甘油升高，但未超过4.07毫摩/升（360毫克/分升）时，应着重进行改善生活方式的非药物调脂；三酰甘油>4.07毫摩/升时才考虑在非药物疗法基础上开始使用贝特类药进行药物调脂。

（7）服用调脂药物期间注意观察：若血清ALT升高≥3倍，停调脂药观察；ALT升高<3倍，监测下（每6～8周复查1次）继续

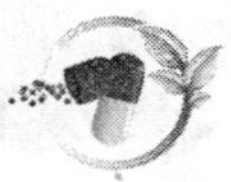

服药或适当减量。若出现肌肉疼痛时应测定肌酶。

(8)认识危险因素:①根据冠心病的危险程度分级(高、中、低),强化危险因素控制,而不是泛指一级和二级预防。冠心病等危症,包括动脉粥样硬化的其他临床表现形式(周围动脉粥样硬化疾病、腹主动脉瘤和有症状的颈动脉粥样硬化)、糖尿病和存在多项危险因素,估计10年内患冠心病危险>20%者,即使尚未患有明确的冠心病,他们是冠心病危险性最高的人群,称冠心病的等危症。②将糖尿病从主要危险因素重新分类入冠心病等危症。将糖尿病患者冠心病的一级预防置于冠心病二级预防的同等位置。③代谢综合征为仅次于低密度脂蛋白升高的危险因素,应列为干预的次级靶标。④认识到三酰甘油水平增高和高密度脂蛋白降低为冠心病的独立预测因素。三酰甘油水平≥2.26毫摩/升(200毫克/分升)时,降"非高密度脂蛋白"(非高密度脂蛋白=总胆固醇-高密度脂蛋白)为次级干预目标。⑤考虑到脂质异常以外的特殊因素,如炎症在动脉粥样硬化形成与发展中具有重要意义。

(9)强调治疗性生活方式改变:不但包括饮食改变,而且注意体育活动。治疗性生活方式改变是调脂治疗必不可少的基本干预措施,是合理有效使用调脂药物的基础。

总之,调脂疗法为终生治疗,应该根据个人情况选择有肯定疗效的药物,摸索合适剂量,定期复查,长期坚持。应将药物与改善生活方式相结合、心血管病的一级与二级预防相结合,以期提高生活质量,益寿延年。

2. 血脂异常患者治疗宜了解药物须知

(1)药物疗法的必要性:血脂异常初期的基本治疗方法是饮食疗法和运动疗法,并非药物疗法,但是经过3个月的饮食、运动疗法后仍不见效,即胆固醇值和(或)三酰甘油值不下降时,就应该开始进行药物治疗。因为如果血脂异常状态得不到及时改善,将可能引起致命性疾病。药物治疗可以控制胆固醇含量,预防动脉硬化的发生。但是,先天血中胆固醇含量就高的家族性高胆固醇血症或家族性复合型血脂异常一经诊断,就应该尽快进行药物治疗。这种血脂异常对一般疗法不敏感,而且由于血管常年受到刺激,发生动脉硬化的危险性极大。糖尿病、肾病综合征等导致的血脂异常,在治疗原发病的同时,也需要服用药物来控制血脂异常。

(2)药物治疗需要注意的事项:治疗血脂异常的药物有很多种,统称为调脂药,大部分是口服片剂,大致可以分为高胆固醇血症用药和高三酰甘油血症用药。其大部分药物是通过作用于低密度脂蛋白受体而发挥作用。如果低密度脂蛋白受体已经充分活化,就可以减少用药剂量,这样既可以减少药物的不良反应,也可以减少医药费用,是比较理想的情况。

具体选择什么药物由医生决定,但是药物到底会对患者起到什么作用,有时会出乎医生的预料,所以治疗过程中出现不良反应时,千万不要犹豫,应及时向主治医生汇报情况。不只是血脂异常,任何疾病特别是需要长期服药的慢性疾病,医生和患者都希望尽可能采用剂量小、药效温和的药物来进行治疗,所以治疗效果的出现也可能会晚一些,这个时候不应随便停药或擅自增加药物的剂量。

3. 应用调脂药物宜遵医嘱

胆固醇是血脂的一种,它可用来制造细胞膜、激素等组织。低密度脂蛋白占总胆固醇的60%左右,它升高后会钻进血管壁,形成斑块,像一个“薄皮大馅的饺子”,也像在血管里埋下了一个“不定时的炸弹”。一旦破裂,就会引发心肌梗死甚至猝死,被称为“坏胆固醇”。目前,对于“坏胆固醇”主要是用他汀类药,这些药物对于解决“坏胆固醇”能起到六七成的作用。目前,降低“坏胆固醇”的效果,已得到充分的证实,它带来的最大受益是可以预防心肌梗

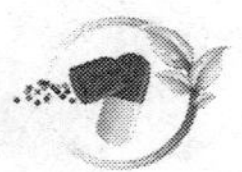

死、脑卒中，减少死亡、延长寿命，他汀类药是降低“坏胆固醇”最有效的药物，同时具有很好的安全性。因此，很多国际的知名心血管专家把他汀类药防治心肌梗死比喻为青霉素治疗感染，是心血管疾病防治的突破。高密度脂蛋白，占总胆固醇的1/3左右，它扮演着血管“清道夫”的角色，可以减少“坏胆固醇”在血管壁内的沉积，还能帮助收集及运送血管内的“坏胆固醇”回到肝脏，避免血管闭塞，故被称为“好胆固醇”。所以，提高高密度脂蛋白就能预防心脑血管疾病的发生。

到底应该如何正确看待这种日益增多的调脂药物？目前降低“坏胆固醇”的他汀类药不良反应，一是可能对肝脏有一些影响，但截至目前没有一例该药物的死亡病例，只要正确使用一般这种问题出现的概率很少；二是这类药物可能损伤肌肉，但是这种概率同样非常之低，一般只有千分之几，即使有也是可以早期发现的。因此，使用调脂药物时应注意：一是降胆固醇药物一定要在医生指导下使用，注意合理的剂量；二是不可随意更改增加服药剂量，患者切忌求医心切的心理，把本来应该几天才吃完的药物一天全部吃掉；三是患者如果感觉到肌肉疼痛，需立即与医生沟通，找出问题所在。

4. 调脂治疗宜常规还是强化

目前，国际上强调调脂越低越好。的确，在西方人们普遍认为胆固醇水平越低受益越大。然而，在东方人群中，冠心病事件远不及西方人多，同时过度追求调脂强度将面临药物安全隐患。冠心病二级预防研究提示，血脂异常防治应依据我国人群特点进行。

(1)强化调脂也有风险：目前，西方普遍认为对低密度脂蛋白降得越低越好，胆固醇水平越低受益越大，对冠心病高危患者要降到低密度脂蛋白＜1.8毫摩/升(70毫克/分升)，甚至更低。另外，认为需要选用大剂量的他汀类药，以实现低密度脂蛋白大幅下降而带来的临床益处。

(2)多数东方人常规调脂就行：东西方人群在饮食习惯、生活方式及膳食中饱和脂肪酸及胆固醇的含量、血清胆固醇水平、冠心病的发病率和遗传基因等方面有诸多不同。代表东方人群的中国人，其冠心病事件及死亡率都明显低于西方人，而原发性高血压及脑出血的发病率比西方人明显增高。所以，在临床实践中，对中国冠心病患者调脂治疗的药物剂量选择、用药安全性及临床获益，更应重视东方人群的循证医学证据。有专家提出，东方人似乎对他汀类药比较敏感，并不需要很大剂量强效调脂就能有效降低心血管事件的发生。

(3)可从较低剂量开始治疗：我国新版《血脂异常防治指南》中，提到需要强化调脂的人群仅为极高危的心血管病患者。应当强调的是：低密度脂蛋白<2.0 毫摩/升(80 毫克/分升)只是可选择目标值，对于非极高危患者并不适用。多数中低危患者，可从较低剂量开始治疗，必要时可适当增加剂量。少数极高危患者可从较大剂量开始，以后再根据治疗情况进行调整或联合用药，但即便如此也应首先考虑安全性。需要明确的是，调脂治疗是手段，在确保患者安全的前提下防治冠心病、减少临床事件才是治疗的最终目的。

5. 用好调脂药宜把握的“四个关键”

(1)要对心脏病危险进行准确分级：心脏病的高危人群是指已经存在心脏病患者，或有过心脏病发作或脑卒中史，或患有外周血管疾病，或糖尿病患者。心脏病中等危险人群是指有两种或两种以上心脏病危险因素，如高血压、肥胖或吸烟的人。低危人群是指只有一种或不存在心脏病危险因素的人。医生应该让高危人群使用降胆固醇药物，也应该让中等危险人群积极用药。但低危人群主要以生活干预为主，比如平衡膳食、加强运动并戒烟等，可以暂

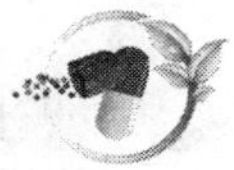

时不服药。

(2)要选用正确的药物:调脂药包括他汀类、贝特类和烟酸类药物。他汀类药使用广泛,效果明确,适合于胆固醇水平尤其是低密度脂蛋白升高的患者;贝特类药主要针对高三酰甘油血症;而烟酸类药作用广泛,既能降低三酰甘油、低密度脂蛋白,又能提升高密度脂蛋白,适合于混合型血脂异常。三类药物各有所长,个人应根据具体的血脂水平来选择药物。

(3)药物剂量要合理:服调脂药别贪图效果快捷,而要在安全的剂量内服药。还有调脂药联合使用也要特别谨慎,如他汀类和烟酸类药物合用,发生横纹肌溶解综合征的概率会明显增高。

(4)服药别"见好就收":很多患者都有这样的误区,血脂一旦降到检验单所标示的"正常范围",就自行停药。检验单所标示的血脂的正常范围只是针对健康人群,并非针对心脏病中高危患者。检验单中,低密度脂蛋白的正常范围值在3.1毫摩/升(10毫克/分升)以内,但实际上心脏病中高危患者血脂降到2.6毫摩/升(100毫克/分升)以内才理想,而曾发生过心肌梗死的高危患者更是要降到1.8毫摩/升(70毫克/分升)以内。血脂降到理想范围,患者需要经常检测血脂水平,调整药物剂量,以血脂水平一直保持在理想范围为佳,千万别因为药物刚见效就马上停药。

6. 调脂治疗宜个性化合理用药

(1)明确目标水平、全面达标:危险性越高的患者,越应强化治疗。

(2)选择合适的药物品种:对低密度脂蛋白降幅较大者可选用阿托伐他汀、辛伐他汀等;兼降低低密度脂蛋白与三酰甘油者可选用阿托伐他汀。

(3)选择合适的药物剂量:根据病情、体质及代谢快慢和药物特点选择剂量。

(4)选择合理配伍:疗效应协同或相加;不良反应互相抵消或减弱。

(5)药物与非药物疗法应密切配合,还应与患者互动。

(6)不良反应监测与预防:若丙氨酸氨基转移酶(ALT)>3倍,停药,待丙氨酸氨基转移酶恢复接近正常后,重新开始或更换其他药物。

(7)对老年人选较为安全药,使用常规合适剂量。

(8)高血压患者合并其他危险因素时,也需积极应用他汀类药。调查显示,国人高血压的危险程度相当于3项其他危险因素。

7. 临床应用他汀类药宜遵循的原则

(1)明确调脂目标合理选药:血脂异常者应及时就医,医生会根据患者的心血管危险因素和血脂水平明确调脂目标,比较患者血脂水平与治疗目标值,合理选用他汀类药。

(2)改良生活方式配合调脂:健康的生活方式可以使轻度升高的低密度脂蛋白降低10%～20%。配合他汀类药,调脂疗效更好,可使血脂迅速达标,甚至可在达标疗效下减用他汀类药量。措施包括戒烟、限酒、清淡低盐低脂饮食,可以降低心血管疾病的发病风险;规律运动可以有效降低低密度脂蛋白。

(3)血脂指标不同用药各异:阿托伐他汀的作用机制是抑制肝脏合成内源性的胆固醇,因此阿托伐他汀等他汀类调脂药物只适合治疗高胆固醇血症,对高三酰甘油血症基本没有作用,升高高密度脂蛋白的作用也很有限,因此也不用于低高密度脂蛋白血症。另外,临床上已经证实,他汀类药还有许多调血脂之外的重要作用。如能稳定动脉粥样硬化的斑块,防止斑块破裂或脱落,因此成为急性冠脉综合征的标准治疗药物之一。这种情况下,即使血脂正常,也要常规应用。

(4)联合用药增强疗效:根据要求,若单一他汀类药不能达到

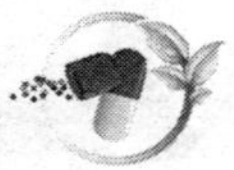

调脂目标时，需考虑联合使用其他调脂类药。由于他汀类药的疗效肯定、不良反应少、有调脂外的心血管保护效应，联合调脂治疗方案多以他汀类药与另一种调脂药物组成。①他汀类＋依折麦布：适用于强化降胆固醇治疗。②他汀类＋贝特类：适用于总胆固醇、三酰甘油双增高的患者，尤其是糖尿病和代谢综合征伴血脂异常的患者。但肝脏损伤和肌病概率会增加，应注意监测。宜用小剂量，两药分开服用，如晨服贝特类，夜服他汀类。贝特类药物中非诺贝特与他汀类药合用发生肌病危险性较少。③他汀类＋烟酸：适用于高密度脂蛋白偏低的高胆固醇血症患者。烟酸的常见不良反应为颜面潮红、高血糖、高尿酸和上消化道不适。缓释烟酸制剂可降低血糖升高的危险，但仍需要监测肝功能、肌酸激酶和血糖水平。④他汀类＋ω-3 不饱和脂肪酸：适用于混合型血脂异常患者。但需注意 ω-3 不饱和脂肪酸较大剂量可增加出血的危险。

(5)有效剂量长期维持：对于临床调脂疗效较好，血脂已达标者，应长期维持服用；对于疗效“特别好”血脂水平已降低时，则可将他汀类药量减半，长期服用。因为他汀类药不仅能调脂，而且对所有血管均有保护作用，长期用药有益。

总之，他汀类药是目前临床最常用的调脂药，调脂作用显著，稳定粥样斑块的作用肯定，防治心脑血管事件的疗效突出，能保护全身各级动脉血管。长期服用，定会使更多的血脂异常患者和所有心脑血管疾病患者受益。而且，只需定期监测肝酶和肌酶，他汀类药长期服用是安全的。

8. 服用他汀类调脂药有讲究

(1)开始服药前，患者应在 1～3 个月到同一医院的同一实验室进行血脂检查，医生可根据两次非常接近的血脂水平选择调脂药物的种类和剂量。

(2)开始进行他汀类药治疗 4～6 周后，应复查血脂，医生会根据血脂变化的水平调整药物的种类和剂量。

(3)对于长期服用调脂药物的患者，应当在医生的指导下进行安全性的随访。应每 2～3 个月复查 1 次血脂水平、肝功能及肌酸激酶，经常向医生反馈自已服药后的情况，如有无消化道症状或肌肉疼痛、乏力等表现。如果遇到以上情况，只要及时停药或给予对症治疗是可以恢复正常的。

(4)在服药的同时应配合改变生活方式的基本治疗，才能获得更好的血脂控制效果。

(5)治疗血脂异常的同时，还应同时防治冠心病等其他危险因素或伴发疾病。

(6)坚持长期服用，不可随意减量或停药。抗动脉粥样硬化治疗是持久战，冠心病患者坚持服用他汀类药 2 年，可使心绞痛、心肌梗死、猝死减少 40%。

(7)不能用保健品替代药物治疗。未经临床试验证实有效的药物或保健品不仅不能抗动脉粥样硬化并降低心肌梗死危险，甚至有可能损害肝、肾功能。

9. 服用他汀类调脂药宜注意的事项

(1)空腹服用效果佳：有些患者在服用这些药物时，害怕药物对胃有伤害，便在饭后服用，这种做法是错误的。因为饭后服用他汀类调脂药，药物会与食物中的一些成分发生作用，刺激胃肠蠕动加强，引起腹痛、腹泻。此外，饭后服用会影响药物的吸收，降低血药浓度，达不到理想的治疗效果。因此，他汀类调脂药要空腹服用，一般在饭后 3～4 小时或饭前 30～60 分钟服用。

(2)合用药物须慎选：他汀类调脂药与大环内酯类抗生素及抗真菌药物合用时要慎重。大环内酯类抗生素如红霉素、克拉霉素、阿奇霉素及抗真菌药物如伊曲康唑、酮康唑等，会抑制他汀类药在人体内的代谢，使他汀类药的血药浓度升高，而横纹肌溶解是他汀

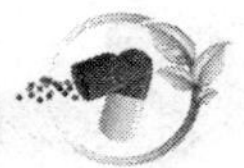

类药最为严重的不良反应，这种情况下发生的危险性会增加。

(3)西柚汁味美不要喝：西柚汁甜中略带苦味，口感较佳，营养丰富，而且还有降低胆固醇及抗癌的作用，因此深受人们的喜爱。但是，西柚汁可明显抑制肝药酶的活性，如果服用他汀类调脂药时喝西柚汁，会使他汀类药的血药浓度升高，使发生横纹肌溶解症的概率增加，因此服用他汀类调脂药时不要喝西柚汁，而且葡萄汁、橙汁等饮料也应尽量避免。

(4)复查血脂调整剂量：在服药 6 周左右，血脂平稳下降。因此，在服药 1 个月后，可复查血脂，了解血脂是否达标。若已达标，可按原剂量继续服用；若尚未达标，则常需调整剂量，或考虑合用其他调脂药物。当然，这应在医生指导下进行，因为盲目增大剂量，其调脂效果并不一定明显提高，反而增加不良反应。

(5)骤然停药不可取：研究发现，服用他汀类药的患者如果突然停药，发生心血管意外的概率是坚持服药的 3 倍，所以不能骤然停药，应该小剂量维持治疗。

10. 宜了解他汀类药的正确用法

他汀类药的主要药理作用有降低低密度脂蛋白/总胆固醇(降幅可达 18%～55%)，小幅度升高高密度脂蛋白(增幅可达 5%～15%)和降低三酰甘油(降幅可达 7%～30%)，适用于除纯合子家族性高胆固醇血症外各类高胆固醇血症患者的调脂治疗。其主要机制是抑制胆固醇合成，也可加速低密度脂蛋白分解。

研究发现，他汀类药在调脂降胆固醇的基础上，能有效预防动脉粥样硬化斑块的形成，从而可防治多种动脉粥样硬化性疾病的进展；对冠状动脉粥样硬化性斑块能起稳定和加固作用，使之不易破裂诱发血栓性闭塞，从而降低心脑血管事件的发生率；还能促进冠状动脉已破裂斑块的愈合和修复，起到防止再发心脑血管事件的作用。因此，该类药物已成为临床上有效防治心脑血管疾病的常规用药。此外，他汀类药还具有明确的抗炎、保护血管内皮功能等调脂以外的功效，推测对全身各级大小血管均有保护作用。

他汀类药应每日睡前 1 次顿服，需每 1～2 个月检查或复查血脂水平，根据检验结果调整用药剂量，长期维持，稳定后每 3～6 个月复查血脂水平。绝大多数患者服药后 2～4 周时低密度脂蛋白/总胆固醇都可明显下降。部分患者同时控制饮食，调脂疗效"特好"，低密度脂蛋白/总胆固醇降幅很大，甚至"过低"，可减半量后继续服用。调脂疗效差些的少数患者，需在医生指导下加量或联合用药。

11. 服用他汀类调脂药时宜格外注意护肝

他汀类药的剂量每增加 1 倍，可使低密度脂蛋白进一步降至多达 6%，而相应的肝损害和肌溶解却与剂量呈正相关，成倍增长。由于我国人群乙型肝炎的发病率远高于欧洲发达国家，因此在使用他汀类药时应充分、谨慎掌握适应证，并密切监测肝功能损害情况。对有活动性肝病，不能耐受的患者应禁用他汀类药。特别是在使用他汀类药出现丙氨酸氨基转移酶(ALT)的升高(大于正常 1 倍)，3 天内呈持续性升高者，应立即停药观察或换用贝特类调脂药。

他汀类药引起肌溶解的常见症状是非特异性肌肉或关节痛。尤其是高龄、低体重、合并慢性肾功能不全及围术期的患者发生风险较高，应慎用他汀类药。特别是老年患者在尚无肌酸激酶(CK)升高或肌病发生时即可出现不良反应，导致生活质量下降，并可能增加调脂治疗心脏以外的不良反应，如骨折、营养不良、诱发心肌缺血、脱髓鞘病变等。

临床应用他汀类调脂药之前要充分评估个体调脂治疗的风险与受益，即使是心血管风险高危的患者也要慎重选择他汀类调脂药，首选水溶性强和肝损害小的他汀类药以达到较好的疗效和最

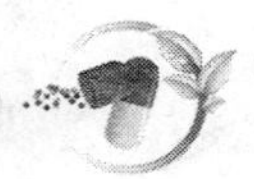

少的不良反应，若为他汀类药应用高风险患者，应果断停用。血脂异常是现代医学上的“代谢综合征”之一，与肝脏代谢和血液有关。只要在日常治疗中保护肝脏，血脂异常才能看到曙光。

(1)常规药物对肝脏具有不良反应：肝脏担负着解毒的重要作用。俗话说：是药三分毒，药物都具有一定的不良反应。他汀类药是防治心脑血管疾病的最常用药物，因其确切的调脂效果及多种调脂以外的有利作用而备受关注。但通过最新的临床数据发现，他汀类药对肝脏毒性的日益凸显，而此类药物在血脂异常的常规治疗的比重已经明显下降。中医学认为，血脂异常与肝功能状况有直接的关系，而药物对肝脏的不良反应反而会进一步加剧血脂异常变动。长期使用对肝脏有不良反应的调脂药，反而会让人陷入调脂的恶性循环中。

(2)长期血脂异常极易并发肝脏病变：肝脏是脂肪酸合成与氧化、胆固醇合成、蛋白质合成及清除异常脂蛋白主要场所。对于血脂异常也可引起脂肪肝，可能很多人并不知道。血脂异常会导致肝功能损伤，长期血脂异常会导致脂肪肝，肝动脉粥样硬化后受到损害，肝小叶损伤后，结构发生变化，而后导致肝硬化，损害肝功能。简单地说，血脂异常增加了肝脏代谢的负担，久而久之影响了肝功能。而肝功能低下又使脂类代谢能力降低，更易导致血脂异常，使脂类大量沉积于肝细胞而形成脂肪肝，并引发更为严重的肝脏疾病问题。

(3)肝脏代谢功能损伤是导致血脂异常的根源：人的生存离不开肝脏的正常工作，拥有一个健康的肝脏是生命的基础。如果肝脏的脂肪代谢功能出了问题，就会出现脂肪肝、血脂异常。肝脏代谢功能损伤是导致高血糖、血脂异常和高尿酸——“三高”的根源。

12. 服用他汀类调脂药宜定期调整和监测

(1)定期检查血脂及调整药物：一般来说，调脂药物需要长期服用，时间至少在1～2年或以上，有的甚至需要终身服用。专家建议长期服药者可3～6个月复查一次血脂、肝肾功能，还应定期复查血尿酸水平，以便及时调整剂量或更换药物。当血脂接近目标水平时可适当减少剂量。如果使用调脂药物治疗后血脂仍偏高，应先检查并改善饮食及运动情况，以期增进药物的疗效，必要时联合用药。一旦服药中出现肝、肾功能不全的表现，应及时减量或停药，并给予相应的必要处理，以保证用药安全。

(2)服调脂药要复查肝功能和血肌酸激酶(CK)：血脂异常患者使用调脂药物时，必须在有经验医生的指导和监护下进行，并且服药期间要定期到医院进行调脂疗效评估和药物不良反应监测。主要是检查肝功能和血肌酸激酶，注意有无肌痛、肌压痛、肌无力、乏力和发热等症状，如有其他可能引起肌溶解的急性或严重情况，如败血症、创伤、大手术、低血压和抽搐等，应暂停给药。

(3)发现问题，调整药量：由于血脂异常的发生、发展都是一个慢性过程，一般轻度血脂异常患者没有任何不舒服的感觉，而重一点儿的患者才会出现头晕目眩、头痛、心慌、气短，甚至胸闷、乏力、口角歪斜、不能说话、肢体麻木等症状。所以，如果在调脂一段时间后，不再有任何不适症状出现，千万不要以为此时血脂已经不高，可以自行停止用药了。血脂异常的治疗，一般需要长期坚持，才能获得明显效果，而盲目地跟着感觉走，很可能会加重病情。

建议患者在开始药物治疗4～6周，应复查血胆固醇、三酰甘油和高密度脂蛋白，最好根据检查后的结果及血脂的改变状况，进行调整用药。如果血脂未能降至达标，则应增加药物的剂量，或改用其他调脂药，也可考虑联合用药。若经治疗后血脂已降至正常，或已达到目标值，则应继续按同剂量用药，除非血脂已降至很低时，一般不要减少药物的剂量。

总之，对于长期用药，应保证每3～6个月复查一次，在检查血脂的基础上，同时复查肝、肾功能和测定肌酸激酶，以保证药物的

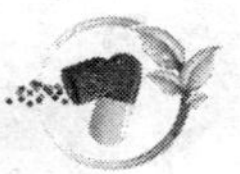

不良反应没有对肝、肾造成任何损害。另外，目前市场上的调脂药物种类繁多，建议患者在选购时，也要注意药物的不良反应及服用剂量，千万不要过度调脂，也不能急于求成，否则很可能适得其反。

13. 服用他汀类调脂药时不宜走入误区

(1)血脂异常者单靠控制饮食不用调脂药就能控制。对重症或顽固性血脂异常者，单靠低脂饮食或间断服药都是很难达到治疗的目的，必须依靠调节血脂的药物才能有效控制。而他汀类调脂药是目前调节血脂的最好药物，其效果得到国内外专家的一致认同。

(2)血脂正常后不需继续维持治疗。很多患者因为听别人说他汀类调脂药有不良反应，所以一旦血脂恢复正常后，就迫不及待地停药。但是，这类患者在停药1～2周后血脂又会回到治疗前的水平。

(3)长期治疗也不需监测随访。由于不同患者对同一调脂药物的疗效和不良反应有相当大的差别，为了监控自己的病情，避免出现不良反应，最好能做到定时定点监测随访。

(4)有的人追求尽快将血脂降下来而多用药或联合用药，有的人因害怕药物不良反应而不用药。其实只要检查出血脂异常，就必须在医生指导下科学用药，这样才能达到良好的治疗目的。

(5)服药期间一旦发生药物性肝损害，应及时换用调脂药物或适当减量。对于那些过度用药者，即使其肝功能异常肯定不是药物所致，也应及时停药或减量。

14. 调脂药物有时宜联合应用

对于一些难治的血脂异常患者需同时合用几种不同作用机制的调脂药物，但需警惕药物合用后不良反应增强的可能。值得注意的是，调脂药一般长期使用，有的甚至需终身服药。不同个体对

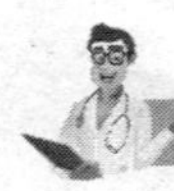

同一种药物的疗效及不良反应有相当大的差别。一般来说,在起初 3 个月内应每月复查血清脂质、肝肾功能及肌酸激酶和尿酸水平 1 次。长年服药者,可 3～6 个月复查 1 次。血脂降至接近期望水平时,可适当减少剂量,并考虑能否停药;无效者则考虑更换品种或联合用药,有时可能需终身治疗。

单药治疗常常不能使低密度脂蛋白达标。为了提高血脂异常达标率和减少不良反应,不同类别的调脂药联用是一种合理的选择。联合调脂方案多由他汀类药与另一种调脂药组成。

(1)他汀类联用贝特类:可用于治疗混合型血脂异常、代谢综合征和糖尿病。其不利因素是增加肌病、丙氨酸氨基转移酶升高、横纹肌溶解及急性肾衰竭危险。相比之下,氟伐他汀联用贝特类,肌肉不良反应发生率低。在糖尿病患者中常需要他汀类和贝特类药物合用来升高高密度脂蛋白和降低三酰甘油水平。

(2)他汀类药联用依折麦布:其优势在于协同作用于胆固醇的吸收和生成环节,提高调脂治疗的达标率,且耐受性好,不增加肝毒性、肌病和横纹肌溶解的危险,但对三酰甘油和高密度脂蛋白影响有限,肝功能不全者禁忌。依折麦布和小剂量他汀类药合用,比单独增加他汀类药剂量可更好地改善血脂异常。

依折麦布与他汀类药合用。人体内胆固醇的来源不外两种途径,一是肠道吸收来自食物和胆汁的胆固醇;二是肝脏和外周组织中产生的胆固醇。他汀类药主要是抑制肝脏内胆固醇的合成,功效毕竟有限。依折麦布是第一个胆固醇吸收抑制药,它作用于小肠细胞的刷状缘,选择性地抑制胆道和食物中胆固醇的吸收,但并不影响脂溶性维生素、三酰甘油等的吸收;由于小肠对胆固醇吸收的减少,使排泄增加。据研究,每日 10 毫克依折麦布,可抑制约 54％的胆固醇吸收,使低密度脂蛋白降低 18％左右。

依折麦布与他汀类药合用,为降低胆固醇提供了新的、强有力的途径,患者耐受性好,不良反应少。数千例患者的临床试验显

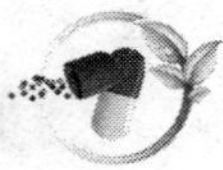

示，单用他汀类药，剂量增加 1 倍，仅能额外降低低密度脂蛋白 6%；而在使用他汀类药基础上加用依折麦布 10 毫克，则可降低低密度脂蛋白达 25%左右，与他汀类药增加 3 倍剂量的效果相当。目前国外已有依折麦布和辛伐他汀组成的复方制剂问世。

(3)他汀类联用烟酸类：目前，他汀类药常作为调脂的一线药物，临床应用显示，随着他汀类药剂量的增加，不良反应也随之增多。为了减少他汀类药剂量，避免不良反应，又能增加低密度脂蛋白达标率，选择他汀类和烟酸类药物合用是一个可行而有效的方法，因为烟酸类调脂药可以协同他汀类药进一步降低低密度脂蛋白，在降低三酰甘油、升高高密度脂蛋白方面又强于他汀类药。专家指出，大量临床应用显示，一般剂量的他汀类药联用烟酸类药治疗与单纯服用高剂量他汀类药相比较，既能达到调脂目标，又可避免严重不良反应。

联合调脂治疗应选择相互作用少的药物，从小剂量开始，严密观察不良反应，特别要注意发生肌病。在药物之间相互作用的高风险人群，如老年、肾功能不全和多系统慢性疾病患者，联合用药应慎重。

15. 联合应用调脂药宜了解的注意事项

联合用药是治疗血脂异常不可回避的一种临床疗法，它必然提高疗效，但也会带来一些风险，所以必须密切监测安全指标，防止致命的横纹肌溶解症等不良反应。

联合用药的治疗对象为严重血脂异常者，尤其是严重混合型血脂异常者。国内主流倾向认为，首选单药治疗。进行联合用药应十分慎重，应考虑疗效与风险。在调脂治疗中，不是任何药物都可以联合应用的，有些药物联用时会增加毒性，引发严重后果。必须联合用药时，也不容迟疑，但应从较小剂量开始，密切观察临床反应，注意询问有无肌无力、肌痛等肌肉症状并监测安全指标[肌酸激酶(CK)、丙氨酸氨基转移酶(ALT)、肌酐(Cr)、尿素氮(BUN)];ALT大于正常上限3倍、CK大于正常上限5倍、Cr和BUN明显异常,应考虑减量或停药。

如他汀类药与红霉素、环孢素、烟酸及贝特类药(尤其是吉非贝齐)等药物合用时,易发生横纹肌溶解症,严重者可致急性肾衰竭,危及生命。另外,贝特类药单用时也可发生横纹肌溶解症,其中以吉非贝齐为多见。因此,某些难治型的血脂异常,单用某一调脂药物效果不理想,而必须与其他调脂药联用时,应特别警惕其不良反应,应慎重考虑利弊及患者的个体特点。

血脂异常的治疗一般需要长期坚持,方可获得明显的临床益处。服药期间应定期随诊,根据血脂改变而调整用药。如果血脂未能降至达标,则应增加药物的剂量或改用其他调脂药物,也可考虑联合用药。若经治疗后血脂已降至正常或已达到目标值,则继续按同等剂量用药,除非血脂已降至很低时,一般不要减少药物的剂量。长期连续用药时,应每3～6个月复查血脂,并同时复查肝、肾功能和测定肌酸激酶。

16. 宜知常用调脂药与其他药物之间的相互影响

(1)他汀类调脂药:与贝特类调脂药同时使用,有可能引起伴有急剧肾功能恶化的横纹肌溶解症;与烟酸制剂或免疫抑制药合用也有同样危险,特别是与环孢素同时使用更为危险;如与抗真菌药(益康唑、咪康唑等)、红霉素、克拉红霉素等同时使用,可阻碍他汀类药的代谢,有引起横纹肌溶解的危险。

(2)贝特类调脂药:除有肾功能障碍者不能与他汀类调脂药同时使用外,若与抗凝血药华法林和磺脲类降糖药同时使用,可使后两者在血中游离型药物浓度增高,导致作用增强,引起不良反应。

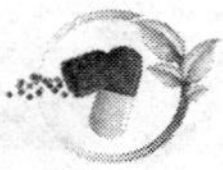

17. 血脂异常患者宜服用阿司匹林

阿司匹林可以有效预防动脉血栓形成，是预防心脑血管疾病的基础用药。那么，当血压、血糖正常时只存在血脂异常的人应该服用吗？血脂异常中常常也有“三高”，即总胆固醇高、三酰甘油高、低密度脂蛋白高。

这种情况也并不少见，是否用阿司匹林也要综合考虑，如对于中老年女性患者，尽管血压、血糖正常，但年龄已到或已过更年期，失去了雌激素对心血管的保护作用，同时合并有血脂异常，属于心脑血管疾病的易患人群。所以，如果患者没有消化道溃疡、近期大出血、过敏等禁忌证，应当服用阿司匹林。建议选用肠溶型，对胃的刺激作用小。没有冠心病史的患者建议每日 1 次，剂量为 75～100 毫克。

18. 血脂异常患者忌用的药物

(1)利尿药：利尿药中的氢氯噻嗪（双氢克尿噻）和氯噻酮长期服用可使血清总胆固醇和三酰甘油的水平升高。呋塞米（速尿）可降低高密度脂蛋白水平，停药后血脂水平可恢复正常。长期服用，利尿药引起血脂异常可能与胰岛素抵抗有关，也与糖代谢异常有关。用利尿药治疗的患者中血清胰岛素水平增高，同时血糖也升高，糖耐量降低，这说明机体对胰岛素产生了抵抗作用。这种抵抗作用一方面可使糖利用率降低，血糖升高；另一方面可使胰岛素对脂肪分解的抑制作用减弱。这两方面的作用会使脂肪分解作用加强，血中游离脂肪酸增加，肝脏合成极低密度脂蛋白加速，从而使血中极低密度脂蛋白和三酰甘油水平升高，对血浆高密度脂蛋白水平有轻微下降作用。其他利尿药如螺内酯（安体舒通）和吲哒帕胺对血脂的影响不大，可供选用。

(2)β 受体阻滞药：一般来说，β 受体阻滞药在服用 2 周时对血

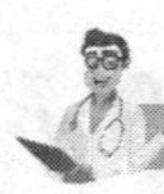

脂无明显影响。普萘洛尔(心得安)在服用 2 个月时可使血清三酰甘油水平升高,高密度脂蛋白水平降低,服用 1 年时不仅使血三酰甘油水平升高,高密度脂蛋白水平降低,而且使血清总胆固醇和低密度脂蛋白水平也升高。但应用具有内源性拟交感活性的β受体阻滞药,如吲哚洛尔(心得静)则对血脂无影响,且可使高密度脂蛋白水平升高。

(3)抗精神病药:如氯丙嗪是吩噻嗪类抗精神病药物的代表药,具有治疗精神病、神经官能症、呕吐、呃逆和急性心力衰竭等功效。在治疗精神分裂症用量比较大时,用药 4 周后即可发现患者血总胆固醇和三酰甘油都有明显上升。推测这可能是药物的安定作用,使患者活动减少,热能消耗下降,加之食欲改善,热能供应增加,从而使肝脏合成三酰甘油增加。此外,药物还可通过影响某些脂蛋白代谢酶的活性,使血脂代谢发生障碍,引起血脂异常。

(4)口服避孕药:是一种由雌激素和孕激素按不同比例组成的人工合成的甾体激素制剂。据美国研究,结果发现口服避孕药者低密度脂蛋白和三酰甘油水平明显升高;而对高密度脂蛋白的影响则取决于口服避孕药中所含雌激素和孕激素的比例。若雌激素比例占优势者,则增加了抗动脉粥样硬化的高密度脂蛋白水平,而孕激素比例占优势者,则增加了致动脉粥样硬化的低密度脂蛋白水平,减少了高密度脂蛋白的水平。因此,妇女口服避孕药一定要在医生的指导下合理选用,并应定期进行血脂检查。一旦发现血脂异常,应由医生指导下改用其他口服避孕药。

(5)苯妥英钠:是应用较早的一种抗癫痫药,同时有抗焦虑、抗心律失常作用,临床应用比较广泛。如果连续口服 3~6 个月后,可以使血中胆固醇平均增高 9%。

(6)胺碘酮(乙胺碘呋酮):为苯丙呋喃的衍生物,是α和β肾上腺素受体的竞争性阻滞药。目前认为,该药是一个良好的广谱抗心律失常药。医学研究发现,如开始每日用量为 1 600 毫克,1

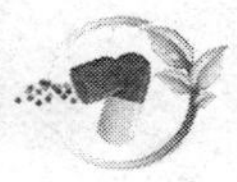

周后改为200～600毫克，2个月后血胆固醇平均由4.6毫摩/升(178毫克/分升)上升为5.4毫摩/升(208毫克/分升)，三酰甘油由1.5毫摩/升(133毫克/分升)上升为2.36毫摩/升(208毫克/分升)。

(7)糖皮质激素及促肾上腺皮质激素：此两种药目前应用较广，短期应用对人体无明显影响，若长期大量应用，可使三酰甘油、胆固醇和极低密度脂蛋白上升。

(8)雷尼替丁：是目前应用较广、疗效较好的 H_2 受体阻滞药。研究发现，它能使极低密度脂蛋白上升，使高密度脂蛋白下降，血脂异常患者或老年人在治疗溃疡病时不宜使用雷尼替丁，可以选用西咪替丁。

(9)其他药物：临床上还有一些常用药物如胰岛素、干扰素、左旋多巴、维生素D等也有致血脂异常的作用，应予以高度重视。

19. 调脂药忌与某些抗生素同服

目前，他汀类调脂药被临床广泛应用于血脂异常的治疗。虽然他汀类药对人体具有良好的耐受性和安全性，但服用时也有些情况需要注意。服用他汀类药时应避免与某些抗生素类药同时服用，否则可能会引起横纹肌溶解症，威胁生命。

横纹肌溶解症是他汀类药最严重的不良反应，虽然发生率极低(仅0.1%)，但来势凶猛，主要表现为急性严重的肌肉组织破坏，伴有肌红蛋白尿，继而出现急性肾衰竭，可导致死亡。有研究证实，服用他汀类药的同时，盲目地服用其他类的药物是诱发横纹肌溶解综合征的“罪魁祸首”之一。如目前使用非常广泛的大环内酯类抗生素如红霉素、克拉霉素、罗红霉素等，当两者合用时，大环内酯类抗生素代谢会抑制他汀类药在人体内的代谢，从而使他汀类药的血药浓度升高，导致发生横纹肌溶解的危险性增加。

此外，抗真菌药如伊曲康唑、酮康唑、新霉素、环孢素与他汀类药合用时，对体内的一种代谢酶有明显抑制作用，而他汀类药需通过此酶代谢降解，这样也会导致横纹肌溶解的危险性增高。因此，长期服用他汀类调脂药的患者，要慎重选用抗生素，尤其是红霉素和抗真菌药物，以免给自己带来意想不到的危害。

20. 血脂异常患者不宜服用维生素 E

人体生理学研究表明，血清中维生素水平过低或过高对人体健康都是有害的。一般认为，体内缺乏维生素并不可怕，只要改善饮食或补充维生素类药物，即可使体内缺乏维生素的问题得到纠正，而体内维生素含量过高却是比较难以对付的医疗难题。

近年来，老年病患者大多服用维生素药物，许多心血管病患者都服用维生素 C 和维生素 E。实际上，多数老年病患者无须补充维生素 E，血脂异常患者更不需要补充维生素 E。医生观察到，血脂异常的老年人如果额外补充维生素 E，不但没有任何调脂作用，还会出现胸闷、憋气、腹泻、血栓性静脉炎、乳腺增生等不良反应，老年男性患者每天补充 0.1 克维生素 E，就可能因乳腺增生而呈现乳房女性化。因此，对血脂异常患者来说，还是不要补充维生素 E 为好。

（四）正确对待及处理调脂药的不良反应

1. 宜正确对待调脂药的不良反应

调脂药物大量长期使用会有一定不良反应。他汀类调脂药主要不良反应为肝功能异常和肌病，因此需定期（3～6 个月）监测肝功能。但实际上，药物引起肝功能及肌酸激酶异常的发生率很低，且一般轻微，停药或减量后一般即可恢复。贝特类最常见的不良反应为胃肠道反应，其中有的可致结石，故胆结石或胆囊病患者禁

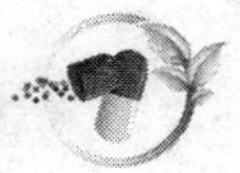

忌。特别应该注意的是联合用药可能导致不良反应增加。他汀类药中的洛伐他汀、辛伐他汀、普伐他汀与烟酸、吉非贝齐、红霉素或环孢素合用时，容易发生可危及生命的横纹肌溶解症。

血脂异常未必都要服用调脂药物。一般认为，只有在低密度脂蛋白超过 4.14 毫摩/升（160 毫克/分升）且非药物疗法无效时才需药物治疗。对于仅有低密度脂蛋白轻度升高，没有冠心病，也无冠心病危险因素者，不需要药物治疗。如有冠心病或有多个冠心病危险因素，非药物疗法无效者再考虑药物治疗。一般而言，有动脉粥样硬化病或其他危险因素者，血脂在相对较低的水平就应开始治疗。

调脂药对血脂的分流与调节主要是通过肝脏来进行的。在肝脏处于正常的情况下，调脂药的作用是明显的。但是，对于脂肪肝患者，调脂药的作用由于肝细胞的损害而减弱，而对肝脏的不利影响反而突出地表现出来。因此，脂肪肝患者一般不要使用调脂药，即使患有血脂异常，首先也应采取控制饮食量的方法和配合服用中药进行治疗。

(1)担心调脂药的不良反应：有人服用他汀类药后丙氨酸氨基转移酶升高，于是担心该药会对肝、肾功能有不良影响。其实，他汀类药引起的丙氨酸氨基转移酶升高多为一过性，而且比例非常小，大多数人对他汀类药的耐受性良好。肝脏丙氨酸氨基转移酶升高者，减少药物剂量后升高的丙氨酸氨基转移酶便可下降，再次增加剂量或选用同类药物时，丙氨酸氨基转移酶常不会升高。他汀类药在某些情况下可引起非特异性肌痛或关节痛，但严重的比较罕见，至于致死性横纹肌溶解则更为罕见。

(2)过分害怕他汀类药不良反应：很多人还记得，当年他汀类药在调脂领域出现过不良反应，以至于很多人到现在还不敢轻易使用。他汀类药的肝损伤不良反应被过分渲染，因为这类患者临床中并不多见。另外，该类药物的另一种不良反应横纹肌溶解，同样也并不多见。很多患者因为害怕这类不良反应，就拒绝“持久战”，而他汀类药是需要长期服用的。服用他汀类药，只要定期观察血脂情况，尤其是在服用早期观察肝功能和肌肉情况，就能对不良反应问题进行一定程度上的遏止。他汀类药应该是降胆固醇的一线药。

(3)他汀类药有不良反应，不能长期服用：他汀类药长期服用才能获益，临床研究显示，他汀类药治疗3～5年可显著降低心肌梗死、死亡、脑卒中等。他汀类药治疗的获益远远大于不良反应，他汀类药治疗1年每1 000个患者可挽救50～60个患者的生命，而肝酶升高的发生率为1%～2%，肌病的发生率仅为1‰，严重不良反应横纹肌溶解症的发生率仅为1/10万～2/10万。

(4)降胆固醇治疗可以减少心肌梗死，但会增加脑出血：有人认为，降胆固醇虽然可以减少冠心病，但同时增加了脑卒中的发病。大量临床试验表明，他汀类药降胆固醇不仅能显著降低冠心病、心肌梗死的风险，也不会增加出血性脑卒中，反而可以减少缺血性脑卒中发病率。

2. 宜了解常用调脂药的不良反应及禁忌

(1)洛伐他汀：①不良反应有头痛、倦怠、胃肠道反应、皮疹、白细胞和血小板减少、肝功能异常、周围神经病变等。②儿童、孕妇、哺乳期妇女及对该药过敏者禁用。少数患者丙氨酸氨基转移酶明显升高，大量饮酒及有肝病史者慎用。③与免疫抑制药、吉非贝齐和烟酸合用可引起肌病，甚至发生横纹肌溶解，应特别慎重。④与抗凝药合用，偶见有凝血酶原时间延长和出血。

(2)辛伐他汀：①不良反应有肌酸磷酸激酶(CPK)一过性增高、肝功能异常、肌痛、肌无力等。②肝病、肌酸磷酸激酶升高或诊断有肌病者、孕妇禁用。有肝病史及大量饮酒者慎用。③用药期间应定期检查肝功能。

(3)普伐他汀：①不良反应可有头痛、倦怠、胃肠道反应、皮疹、

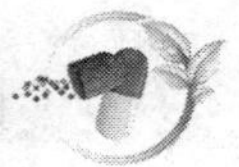

白细胞和血小板减少、肝功能异常、周围神经病变、肌酸磷酸激酶升高、尿酸升高及尿隐血等。②肝病、孕妇及哺乳期妇女禁用。有肝病史或饮酒史者慎用。③对肝脏有损害,用药期间定期检查肝功能。④如有不明原因的肌痛、触痛、无力,特别是伴有不适和发热者,应特别注意。

(4)氯贝特(氯贝丁酯):①不良反应可有胃肠道不适、白细胞减少、斑状脱发、头昏、皮疹、肝功能异常、肌无力、肌痉挛、胸痛等。②该药可增强抗凝血药物的作用。③肝、肾功能不全及孕妇禁用。糖尿病患者慎用。

(5)非诺贝特:①不良反应有胃肠道不适、食欲减退、嗳气、皮疹、白细胞减少或暂时性丙氨酸氨基转移酶升高,停药后可恢复正常。②孕妇、哺乳期妇女、严重肝功能不全者禁用。③用药期间定期检查肝功能。④该药有抗凝作用,可加强抗凝剂的作用。

(6)阿昔莫司:①开始服用时可出现皮肤红斑、热感和瘙痒,偶见有上腹部不适、头痛、乏力等。②对该药过敏和消化道溃疡患者禁用,孕妇及哺乳期妇女慎用,肾衰竭患者酌情减量。③用药期间应低脂、低胆固醇饮食。

(7)吉非贝齐:①不良反应有胃肠道不适、食欲减退、嗳气、皮疹、白细胞减少或暂时性肝酶升高,停药后可恢复正常。②严重肝功能不全、哺乳期妇女禁用。孕妇及儿童慎用。③该药有抗凝作用,应定期做凝血酶原检查。

(8)苯扎贝特:①严重肾衰竭患者、孕妇及哺乳期妇女禁用。儿童应用应特别慎重。②该药可加强抗凝血药、抗高血压药、胰岛素及磺酰脲类降糖药的作用。

(9)考来烯胺:①该药长期服用可引起脂肪吸收不良,应适当补充维生素 A、维生素 K、维生素 D 及钙盐。②该药不可加大剂量,以免引起胃肠道反应。

(10)亚油酸:不良反应有恶心、腹胀、食欲减退、大便次数增加等,减量或停药后即可消失。

(11)藻酸双酯钠:①不良反应可有发热、白细胞和血小板减少、血压降低、过敏反应、肝功能及心电图异常、头痛、心悸、烦躁、乏力、嗜睡、子宫或结合膜下出血等。②严重肝、肾功能不全和有出血史者禁用。③禁止静脉注射或肌内注射。

(12)多烯康:①该药大剂量可有消化道不适。②可增加阿司匹林(乙酰水杨酸)和香豆素类药物的抗凝作用。③有出血性疾病患者禁用。

3. 宜了解他汀类药的主要不良反应

(1)肝功能异常:这与用药剂量的大小有关。肝功能异常可表现为肝大及丙氨酸氨基转移酶、黄疸指数等升高。有基础肝脏病变者(包括脂肪肝),用药后常引起丙氨酸氨基转移酶的轻度升高,一般不影响治疗,若明显升高,应减量或停药。因此,用药后应常规定期检查和监测肝酶和肝功能。一旦有肝酶异常升高,应立即停药,必要时给予降酶药物治疗。

(2)肌肉症状、肌酶谱升高:少见,但如不能及时停药,有可能导致致命的横纹肌溶解综合征。轻者出现肌无力、肿胀、疼痛,重者可出现肌溶解的表现,除肌肉疼痛外。血中肌酸磷酸肌酶升高,甚至可以导致肾衰竭。为避免其发生,用药早期应注意观察肌酶谱和肌肉症状。

(3)消化道症状:少数患者用药后出现恶心、呕吐、食欲缺乏、腹胀、便秘、消化不良等。与用药剂量有关,减量后症状可以减轻或消失。

(4)神经系统症状:多数患者为头痛、失眠,少数患者可出现精神症状。

(5)其他:皮疹、白内障等。

他汀类药虽有上述不良反应,但大多数人还是能耐受的,氨基

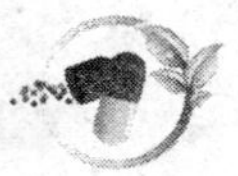

酸氨基转移酶升高的发生率为0.5%～2.0%，肌病发生率约0.1%，在用药期间即使出现肌肉疼痛、消化不良等不适，也不要自行停药，而应咨询相关临床医生，由医生根据症状及相关检验等情况来决定是否调整剂量还是停药。

鉴于上述药物不良反应，每位血脂异常患者用药前应常规检验肝、肾功能，以及肝酶(ALT)、肌酸激酶(CK)。对肝酶和肌酸激酶已有异常升高者，禁用他汀类药。而且，对所有开始他汀类药治疗者，除注意观察上述不良反应的临床表现外，也要常规定期进行血生化指标，包括肝酶、肌酸激酶及肌酸激酶同工酶(CK-MB)的监测。一旦升高，均需及时停药、密切观察、调整用药方案，必要时给予药物治疗。

4. 应用调脂药宜注意监测肝功能和肌酸激酶

血脂异常的治疗需要长期坚持，方可获得明显的临床益处。由于不同个体对同一调脂药的疗效和不良反应有相当大的差别，所以患者在服药期间应定期随诊。在开始进行药物治疗后4～6周内，应复查血胆固醇、三酰甘油和高密度脂蛋白，根据血脂改变而调整用药。如果血脂未能降至目标值，则应增加药物的剂量或改用其他调脂药，必要时也可考虑联合用药。

服用调脂药通常会发生哪些不良反应呢？一般来说，少数患者可能有轻度的腹部不适、恶心、厌食、呕吐和便秘等症状，还有可能出现肝功能异常、丙氨酸氨基转移酶的升高。如果不良反应严重以致患者不能耐受时，也可以停药或换用其他的调脂药物。调脂药物(主要是指他汀类和贝特类)的严重不良反应是引起肌病，患者一旦出现原因不明的肌痛和肌无力的症状后应及时看专科医生，抽血检测肌酸激酶。

同时，服药以后最好每3个月检查一次血脂，检查一次肝功能，3个月检查2次肌酸激酶，如果3个月以后没有什么问题，一般就可以坚持，如果没有什么症状，没有什么并发症的话，每年检查2次血，每半年检查1次。

若经治疗后血脂已降至正常或已达到目标值，则继续按同等剂量用药，除非血脂已调至很低时，一般不要减少药物剂量。同时，也需复查肝功能和肌酸激酶。长期连续用药时，应每3～6个月复查血脂，并同时复查肝功能。若患者出现肌肉疼痛或无力，应及时检测肌酸激酶。治疗过程中，医生应经常督促和指导患者坚持调整饮食和改善生活方式，以期增进调脂药物的疗效。

对于在服用调脂药物前已出现血丙氨酸氨基转移酶明显升高（>正常上限3倍）的患者，应进行护肝治疗，使丙氨酸氨基转移酶恢复正常后再开始药物调脂治疗。而对于血丙氨酸氨基转移酶仅轻度升高且伴有三酰甘油升高者（这种情况很可能是因血脂异常造成的丙氨酸氨基转移酶测定误差），如果需进行调脂治疗，可考虑给予调脂药物，但需密切监测患者的肝功能。若丙氨酸氨基转移酶无进一步升高，调脂药物可以继续服用，否则就应停服调脂药，并给予护肝治疗。在服调脂药物的过程中，若患者出现肌肉疼痛或肌无力，测定肌酸激酶明显升高，则应立即停服调脂药。

5. 服用调脂药宜关注肝功能

目前，使用最广泛的调脂药是他汀类和贝特类。它们主要是通过抑制肝脏内某种酶的生成和作用达到调脂的目的，故长期应用可以出现丙氨酸氨基转移酶增高的现象。在服用他汀类药进行治疗的患者中，约有2%的患者可出现轻度肝源性丙氨酸氨基转移酶升高，但是减量或停药后即可恢复正常。

长期服用调脂药对肝脏的损害与剂量成正比的，也因人而异，有些人对调脂药敏感，所以肝功能反应强一些，有些不敏感，就弱一些。所以服用调脂药期间，要定期检查肝功能、肾功能，因为药物的代谢主要通过肝脏和肾脏两个器官代谢。定期复查肝、肾功

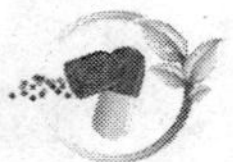

能非常重要，每3个月复查肝功能的同时，把血脂也进行复查，复查血脂也是降什么要查什么，如血脂还是三酰甘油高，重点围绕三酰甘油，如果是胆固醇高，就查胆固醇，以哪一项高就查哪一项。

服用调脂药时不能使用过大剂量，绝对不能自行混用他汀类和贝特类调脂药。为了安全起见，长期服药的患者，必须密切观察肝功能的情况，定期复查肌酶和丙氨酸氨基转移酶。如果丙氨酸氨基转移酶升高正常值的3倍以上，或者肌酶的10倍以上，都必须停药。然而，他汀类药一般不会对肝功能有明显不良影响，如有不良影响多发生在用药后的1～3个月，多与合并用药有关。他汀类药引起的丙氨酸氨基转移酶升高多为一过性，持续性升高的不超过1.2%，导致停药的约为0.7%。

6. 服用调脂药出现不良反应怎么办

(1)应了解与药物不良反应相关的因素：①个体差异，也就是每个人对药物的敏感性不同。有的患者服药很长时间，肝功能均正常；而有的患者服药很短时间，肝功能却出现损害。②药物之间的差异，如他汀类药有时可引起丙氨酸氨基转移酶升高。③合用药物，尤其是贝特类与他汀类药合用时，或合用了其他影响肝功能的药物。④原来疾病的情况，如原来患过肝病者用时要慎重。⑤剂量，大剂量用药容易出现肝损害。

(2)用药过程中应注意：调脂药一般都需长期服用，有的甚至需终身服用。不同个体对同一药物的疗效及不良反应有相当大的差别。一般来说，服药后1～3个月应复查血脂、肝及肾功能，还应定期复查肌酸激酶及血尿酸水平。长年服药时，可每3～6个月复查1次。与此同时，应做有关的随诊观察，以便及时调整剂量或更换药物。

(3)即使出现肝损害，患者也不必惊慌失措。药物性肝损害大多为一过性，停药后即可恢复正常。一般认为。丙氨酸氨基转移酶

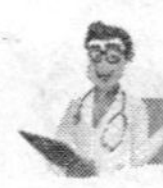

升高至正常值的3倍或3倍以上时，应暂停用药，等肝功能恢复正常后，再在医生指导下换用对肝功能损害较小的调脂药。如丙氨酸氨基转移酶略有升高，可在医生指导下适当减服调脂药，或检查有否其他原因。若丙氨酸氨基转移酶升高明显但低于正常值的1/3，可在医生指导下服用一些保护肝脏的药物，适当休息，绝大多数患者可较快恢复，并能坚持长期治疗。

7. 调脂药物治疗期间出现肝功能异常怎么办

(1)明确肝损害的性质：对于新近发现的肝功能异常个体，应在短期内复查以排除检测误差。其次，需排除肌病、溶血、甲状腺功能改变等肝外原因。对于真性肝功能异常，需分析其肝损害性质(肝炎和胆汁淤积)及程度，总胆红素增高、凝血酶原时间延长、前白蛋白下降提示重症肝炎。最后，结合病史和相关检查以明确肝脏损害的可能原因。

(2)判断肝损害的原因：调脂治疗期间出现肝功能异常首先考虑药物性肝病可能，停药后肝功能指标显著改善，再用可疑药物肝损伤再次出现，有助于明确诊断。常用的他汀类、贝特类、烟酸类等药物均有肝毒性，主要表现为无症状性丙氨酸氨基转移酶升高，已有胆汁淤积性肝炎甚至肝衰竭的报道。

他汀类药对肝脏的影响主要表现为丙氨酸氨基转移酶水平轻、中度升高(大于3倍正常值上限的0.5%～2.0%)，呈剂量依赖性，减量常可使丙氨酸氨基转移酶降低，再次加量或换用另一种药物时，丙氨酸氨基转移酶往往不再升高，进展至肝衰竭者罕见。贝特类药导致血清转丙氨酸氨基酶异常为10%左右。

(3)判断是否需要调整治疗方案：临床研究表明，在血脂异常的处理中过度用药和用药不够的情况均存在。目前，调脂治疗中存在两大问题，一是由于为追求优越的调脂效果而加大剂量或滥用调脂药物；二是追求完美的调脂疗效，他汀类与贝特类调脂药合

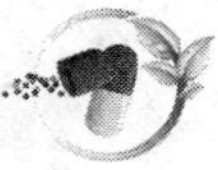

用。为此，在调脂过程中一旦发生药物性肝损害，应及时换用调脂药物或适当减量以免病情恶化和血脂反弹。对于那些过度用药者，即使其肝功能异常肯定不是药物所致，也应及时停药或减少调脂药物种类及剂量。

(五)调脂药的长期服用、监测和停药

1. 调节血脂贵在坚持

(1)血脂中胆固醇更重要：一提血脂人们总认为就只是指三酰甘油，其实血脂还包括胆固醇。对心脑血管疾病发生来说，胆固醇所起的作用更重要。胆固醇主要存在于低密度脂蛋白中，这类脂蛋白像河塘里的淤泥，进入血管沉积在血管壁上，形成动脉粥样硬化斑块，使血管狭窄或堵塞；更可怕的是，这些斑块表面的“纤维帽”会破裂，造成斑块内容物与血液发生反应，在短时间形成血栓，使心脏上的大血管(冠状动脉)突然阻塞，造成患者在毫无症状的情况下突然死亡。因此，积极降低胆固醇是对动脉粥样硬化相关的心肌梗死和脑卒中最关键和最根本的治疗。

(2)调脂不仅为保健：很多人认为调脂治疗并不是必需的，而是一种保健性治疗。他们怕增加经济负担，也担心用药后引起不良反应。实际上，坚持服药可以节约大量治疗心肌梗死和卒中的医疗费用，也可减少发生心脑血管疾病所引起的致残、致死危险。

(3)停药病情容易反弹：人们总以为调脂治疗仅需1个疗程，血脂调节正常后就可以停药了。其实，动脉粥样硬化是长期形成的慢性病，需要长期治疗。国外大规模的试验证明，停药后病情容易反弹，像减肥后容易反弹一样。在心血管领域，目前既有治疗作用又有预防作用的药有3～4种，如他汀类药、阿司匹林、β受体阻滞药等。他汀类药是最有效的调脂药物，可以消退或稳定动脉粥

样硬化斑块，使之不破裂。已经明确有冠心病和动脉粥样硬化的人应该长期坚持服药。

(4)及早预防非常重要：心脑血管病是可通过养成良好的生活方式等来预防。目前，美国每年用于调脂治疗的药费已多达200多亿美元，我国心血管疾病的治疗费用也在上升。专家认为，餐桌上的美味佳肴吃多了并不是什么好事，会带来很多危害。现在一些10多岁的孩子血管壁上就有了动脉粥样硬化的斑块，到了40岁后就很容易发生心脑血管疾病。因此，提倡控制饮食、多锻炼等健康的生活方式。

2. 调脂治疗的疗程多长时间为宜

血脂异常是由机体代谢紊乱所致，它像高血压、糖尿病一样，不能根治，没有疗程，需坚持长期治疗。早治早受益，长期治疗受益更大。长期治疗的安全性要求因人而异选用合适的药、合适的剂量。常规剂量都较安全，用药期间应定期复查安全指标，丙氨酸氨基转移酶＞120单位或肌酸激酶＞1 000单位应停药。因此，不要道听途说随便买药吃。一定要到正规的医疗机构，请心血管病医生进行诊治。对血脂异常的治疗，总的来说，应积极、慎重、适当。

需要指出的是，血脂异常的治疗一般需长期用药。使用药物4～6周后，如未达到控制标准，可在医生指导下增加剂量或联合用药。达标后，长期维持用药，每3～6个月复查1次血脂。除非发生不良反应或血脂太低，一般不应停药或减量。在药物治疗期间，需监测肝、肾功能和血常规，必要时测定肌酸激酶。尤其是老年患者，应特别注意药物剂量和不良反应。

3. 长期服用调脂药会使血脂降得过低吗

长期服用调脂药物，并不会因血脂降得过低而带来不利的影

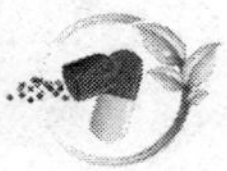

响。一般来说，药物调节血脂的程度与药物的剂量和服药时间长短有关。调脂药物的起效常较缓慢。因此，在服药后 1～1.5 个月，到医院再次检查血脂，以了解调脂药的疗效。因为调脂药多数是在这段时间内产生最大的调脂作用。也就是说，治疗 1.5 个月后继续按照原来的剂量服药，血脂也不会进一步降低，而是稳定维持已达到最低的血脂水平。所以，不必担心长期服用调脂药会使血脂不断下降而带来危害。

4. 服用调脂药宜定期随诊

不少血脂异常患者认为，用点儿药就可以控制自己的血脂。而事实上，临床资料显示，患者由于在用药方面存在误区，可以导致很多连带疾病的发生。因此，根据血脂异常的各种发病情况，不仅选择服用调脂药应各有差别，而且应定期到医院复查。

(1)发现问题，调整药量：由于血脂异常的发生、发展都是一个慢性过程，一般轻度血脂异常患者没有任何不舒服的感觉，而重一点的患者才会出现头晕目眩、头痛、心慌、气短，甚至胸闷、乏力、口角歪斜、不能说话、肢体麻木等症状。所以，如果在调脂一段时间后，不再有任何不适症状出现，千万不要以为此时血脂已经不高，可以自行停止用药了。血脂异常的治疗，一般需要长期坚持，才能获得明显效果，而盲目地跟着感觉走，很可能会加重病情。

建议患者在开始药物治疗 4～6 周，应复查血浆胆固醇、三酰甘油和高密度脂蛋白，最好根据检查后的结果及血脂的改变状况，来调整用药。如果血脂未能降至达标，则应增加药物的剂量，或改用其他调脂药，也可考虑联合用药。若经治疗后血脂已降至正常，或已达到目标值，则应继续按同量剂量用药，除非血脂已降至很低时，一般不要减少药物的剂量。

(2)3～6 个月复查肝肾功能：①复查血清丙氨酸氨基转移酶，以了解药物对肝功能是否有损害。②复查肌酸磷酸激酶(CPK)，因为某些药物有横纹肌溶解的不良反应。③复查血尿素氮或血肌酐水平，以了解肾功能情况。

肝脏和肾脏在人体内主要起吸收和排泄的作用。短时间服用调脂药物如果能将血脂降到很低，药物剂量小，肝肾几乎可以完全代谢，不良反应很小。但如果是长期连续用药，药物到达人体内，不能完全参与人体代谢和吸收，可能导致药物产生不良反应。因此，对于长期用药，应保证每3～6个月复查一次，在检查血脂的基础上，同时复查肝、肾功能和检测肌酸激酶，以保证药物的不良反应没有对肝、肾造成任何损害。另外，目前市场上的调脂药物种类繁多，建议患者在选购时，也要注意药物的不良反应及服用剂量，千万不要过度调脂，也不能急于求成，否则很可能适得其反。

5. 调脂宜把握药物疗效判断标准

（1）对血脂的调节：在改善生活方式和服用调脂药物后，应定期检测血脂水平，并进行比较，以了解是否达标及调脂效力。大量研究发现，他汀类调脂药可使低密度脂蛋白降低20%～60%，三酰甘油降低7%～30%；贝特类调脂药可使低密度脂蛋白降低5%～20%，三酰甘油降低20%～50%。

（2）对整体心血管病危险的降低作用：调脂治疗的目的不仅在于调脂，更重要的是通过调脂使冠心病发生和急性发作的危险性降低，因此在评价调脂疗效时，更需注意这一方面的效果。目前，临床常用的他汀类调脂药具有确切的预防和治疗冠心病的作用。

（3）安全性：了解和警惕调脂治疗可能发生的不良反应。调脂治疗无疑应选用疗效肯定，不良反应少的方法或药物，以避免不良反应。

（4）患者的依从性：在评价调脂疗效时，很重要的一点就是患者坚持治疗的情况。很多患者来医院复查时，调脂效果不理想的原因是因为没有坚持治疗。其实只要充分重视调脂治疗的重要意

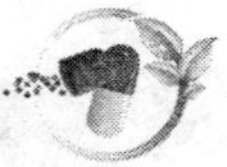

义，服用他汀类调脂药还是很方便的。例如，他汀类药可以一天只服用1次，一点也不麻烦，大多数患者都乐于接受。能够长期坚持治疗，效果自然也会很好。

6. 血脂异常患者的停药指征

血脂异常的治疗需要长期坚持，方可获得明显的临床效果。由于不同个体对同一调脂药物的疗效和不良反应有相当大的差别，所以在服药期间应定期随诊。在开始进行药物治疗后4～6周内，应复查血脂，根据结果调整用药。若经治疗，血脂未达目标值，应在专科医生指导下加量或换药；若已达到目标值，则继续以同等剂量用药，除非血脂已降至很低，一般不要随意减少药物剂量。长期连续用药时，应每3～6个月复查全套血脂和肝、肾功能及肌酸激酶。若出现肌肉疼痛或无力，应及时检测肾功能、肌酸激酶。在治疗过程中，患者应在医生的指导下，坚持调整饮食和改善生活方式，以期增进调脂药物的疗效。

7. 血脂检验结果正常时仍宜服用调脂药吗

近年来，国内外大规模的临床试验证明，要根据个体情况决定是否调脂治疗。例如，低密度脂蛋白为3.5毫摩/升(135毫克/分升)，对于健康人而言，确属正常范围无须调脂治疗；但对患过心肌梗死、做过支架治疗、患糖尿病的患者，则该血脂水平就偏高。必须把低密度脂蛋白降至2.6毫摩/升(100毫克/分升)以下，以减少心血管事件发生的可能性。

血脂异常与高血压一样是终身性疾病。通过服用调脂药物，血脂可以长期控制在正常范围内，但并不等于血脂异常就治愈了。一旦停药，血脂会很快再次升高。因此，只要没有特殊情况，如出现严重或不能耐受的不良反应，就不应减量或停用调脂药。

8. 不宜认为血脂在正常范围就可以了

采取空腹血做血脂检查时，一般检查总胆固醇、三酰甘油、低密度脂蛋白、高密度脂蛋白 4 项内容，如果前 3 项超过正常值，就可以确定是血脂异常患者了，但并不是血脂在正常范围内就一定不需要调脂。检验单上的血脂都在正常范围之内，为什么还要继续调脂呢？很多做过支架手术的人都有过这样的疑问。其实，血脂水平在正常范围内并不代表治疗达标，还要依据病情进行具体分析。

调脂治疗的最主要目的是防治心脑血管疾病。世界卫生组织(WHO)近期发布的《心血管疾病预防指南》中，便将未确诊冠心病，但总胆固醇 ≥8 毫摩/升或低密度脂蛋白≥6 毫摩/升或高密度脂蛋白≥8 毫摩/升的人群列为心血管危险极高的人群，应进入一级预防状态。

有冠心病和心肌梗死的患者，更应强化调脂治疗，以预防支架内再狭窄的发生。血浆胆固醇降低 1%，冠心病事件发生的危险性降低 2%。调脂治疗应根据是否患冠心病或冠心病等危症及有无心血管危险因素，结合血脂水平进行全面评价。

调脂治疗的目的是为了降低“坏胆固醇”水平，稳定和逆转粥样斑块，防止心脑血管事件的发生与进展。经过一段时间的调脂治疗后，胆固醇会降到正常水平；为了使动脉壁上粥样斑块长期稳定，必须把“坏胆固醇”长期控制在治疗目标值以内，不能随意停药或减量。因此，即使血脂正常了，调脂药也需要坚持服用，一旦停药，血脂又会回升，影响治疗效果。在血脂达标后，大部分患者仍需用原来的剂量持续服用，没有冠心病或卒中等疾病的患者可在医生的指导下逐渐减小服用剂量，找到最低有效剂量后长期服用，可以减少不良反应。

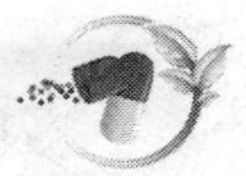

9. 不宜认为血脂降得越低越好

胆固醇被很多中老年人视为洪水猛兽，总是希望它越低越好。事实却并非如此。胆固醇就像一把双刃剑，过高确实会增加患心脑血管疾病的危险，但过低也会出现种种问题。因为胆固醇是人体必不可少的"建筑材料"，用以支撑体内所有细胞的结构形状。胆固醇还是细胞膜的组成部分及合成激素和胆汁的关键成分。胆固醇不足，人的情绪便会出现极不稳定的现象。

血脂异常对血管潜移默化的危害必须引起重视，但血脂也绝不是降得越低越好。国外研究发现，血脂过低，肿瘤的发生率会有所增加。因为胆固醇和三酰甘油都是人体必需的营养物质，太多或太少，都不利于健康。

低密度脂蛋白升高是冠心病等心脑血管病变的主要病因之一。近年来的科学研究结果也一致表明，降低低密度脂蛋白能明显减小患冠心病的危险。因此，大多数血脂异常防治指南都主张，心血管疾病高危患者的低密度脂蛋白，应降至100 毫克/分升(2.6 毫摩/升)以下。

10. 调脂治疗不宜随意停药

血脂异常是一个漫长的过程，调脂治疗是一场马拉松，随意停药是不明智的选择，经过长期的调脂治疗心脑血管危险事件才可以显著减少，坚持的时间越长获得益处越多。

(1)随意停药，危害重重：对于疾病的治疗，人们都希望尽快好转，少服药物。但是，血脂异常导致动脉粥样硬化是缓慢形成的，因此调脂治疗也是一个长期的过程。人体血脂代谢出现问题，服用调脂药物来协助人体调节异常的血脂，短期用药后因为血脂好转而认为疾病已经治愈，或担心不良反应而停止服用调脂药，调节异常血脂的作用就消失，但人体血脂的异常代谢情况还存在，结果就是被抑制的异常血脂会回到服药前的情况，甚至异常程度会更高，就像去掉压力的弹簧一样反弹，停药后的一段时期内更容易发生心脑血管事件，严重程度超过了不服药的时候，停药前所服用的调脂药所带来的疗效也前功尽弃了。

(2)适度调脂，长治久安：对于血脂异常应采用什么方式，调脂药又应服用多久？调脂治疗是一个长期的过程，长期服药应服用常规剂量调脂药，适度调脂的方式，应长年坚持治疗，对明确的心脑血管疾病患者，建议终身治疗。

如今调脂治疗之所以广泛采用，是因为其可以显著减少心脑血管危险事件的发生，但这是建立在长年服用调脂药基础之上的，国内外众多医学研究都证实了这一点。国人自己的循证医学研究显示，国人长期服用调脂药，在调节各项血脂的同时，可减少冠心病事件的发生40%以上，减少冠心病死亡、总死亡30%以上，这有力证实调脂治疗应长期坚持，长期服用常规剂量调脂药物，可达到调脂治疗的最终目的。通过调脂治疗达到理想效果的心脑血管疾病患者，可与医生协调，将用药剂量调整为较小的维持剂量长期服用，获得的益处会更多。

11. 服用调脂药后血脂降至正常后也不可停药

不少患者在血脂异常治疗达标后就停止了药物治疗，有的患者吃吃停停，这些都是错误的。当血脂调到接近期望水平，应适当减少用药剂量，而不应立即完全停药。

与高血压的治疗一样，目前的调脂方法只是治标，而不能治本。调节血脂虽不要求终生治疗，但在调脂治疗达到标准后，过早地停药，血脂水平可以再度升高。要知道，血脂异常是一种长期的代谢异常，因此控制血脂须长期坚持不懈。因此，这类患者长期服药是必需的，在服药期间要定期检查血脂以调整药物的剂量。在治疗达标后还应在医生指导下制定一个长久的治疗计划，有效地

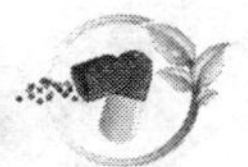

长期控制血脂，使其维持在正常水平。当然，在长期服药时，应选择疗效高而不良反应少的药物，不同类型的血脂异常须用不同的调脂药，要由医生根据具体病情来决定，自己不可盲目滥用调脂药。

长期坚持服药，近期看到的是血脂指标的改善，远期受益的将是心脑血管疾病发生率、死亡率大幅度降低。因此，血脂异常患者用药量应咨询医生，不要随意停药。停药可能会引起复发，二次治疗会有很大的困难。

通过服用调脂药物，血脂可以长期控制在正常范围内，但并不等于血脂异常就治愈了。一旦停药，血脂会很快再次升高。在高血压的治疗过程中，当血压长期稳定后，即可试行减少药物剂量和种类，以最少的药物和尽可能低的剂量维持目标血压。而对于调脂药来说，目前并没有证据表明血脂达标后可以减量或停药。临床观察显示，达标后调脂药减量往往会引起血脂反弹。同时，减量也容易动摇患者坚持调脂治疗的信念，不利于长期疗效的维持。因此，只要没有特殊情况，如出现严重或不能耐受的不良反应，就不应减量或停用调脂药。

12. 服用调脂药后肝功能指标稍高也不宜停药

很多人不愿长期用药，是因为担心会伤肝、伤肌肉。有些人看到药品说明书上列着一大串不良反应，就会望而生畏。应该说，所有的药物都有不良反应，他汀类调脂药也不例外，它的确可能会对少数患者造成肝功能和肌肉的损害，但只要严密观察，早期发现，停药后多可康复。因此，大家不要因为担心这些不良反应而拒绝用药。

调脂药的不良反应大多出现在用药初期，早期无不良反应者，长期服药也应该是安全的。服药期间应该定期监测肝功能和肌酸肌酶（CK）。刚开始服药时，1 个月检查一次；一段时间后，可以每

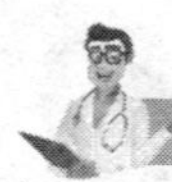

2个月查一次，以后逐渐延长间隔时间。

如果肝功能只是轻度异常，不需要停药，可以严密观察或同时加用保肝药、减少药物剂量来调整，也可以试用另一种他汀类药。如果肌酸肌酶升高到正常值的5倍，就应该加以注意了。当丙氨酸氨基转移酶升高到正常值的3倍，或者肌酸肌酶升高到正常值的10倍时，必须停药，并接受医生的治疗和监护。停药后要坚持每周复查检验，直至完全正常。

值得提出的是，肌酸肌酶的水平会受很多因素的影响，不应该只检查一次轻度升高就轻易下结论，要在医生的指导下进行复查，然后再做决定。对于老年患者，应像年轻人一样给予调脂治疗。那些肝、肾功能正常的老年人，一般无须特别调整用药剂量；但有些老年人常合并多种慢性病、同时服用多种药物，容易发生不良反应，就诊时应向医生说明情况，由医生来调整药物的具体使用剂量。

13. 停用调脂药后宜注意血脂的反弹

临床上虽然有许多种类的调脂药物，但不论哪一种调脂药物，都是在服用后1个月左右产生最大的调脂疗效。如果停用调脂药，血脂又会逐渐回升至治疗前的水平。这是因为现有的调脂药物都只是在某一环节纠正血脂代谢的异常，如影响脂质的吸收，抑制体内胆固醇的合成，或者促进体内脂质的分解代谢等。一旦停药，药物对体内血脂代谢异常的治疗作用消失，血脂也就会再度异常，这便是所谓的停药后血脂反弹。所以，为了始终有效地调节血脂，预防和治疗冠心病，应该坚持长期服用调脂药物。这样才能真正通过调脂治疗药物良好的临床效果。

14. 不宜血脂一正常就停药或减药

很多患者因为听别人说他汀类调脂药有不良反应，所以一旦

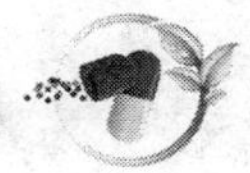

血脂恢复正常后，就迫不及待地停药。但是，这类患者在停药1～2周后血脂又会回到治疗前的水平。

血脂异常是伴随一生的。一旦饮食稍不规律或停用调脂药，血脂马上反弹。如果是单纯肥胖导致的血脂异常，调整饮食后是可以恢复正常的。但是，绝大部分血脂异常人群都有代谢异常因素，必须在控制饮食的同时长期服药。

血脂多少算达标？血脂报告的正常值就是报告单后面的参考值。但是，对于无心脑血管疾病危险因素的健康个体而言，属正常范围无须调脂，但对已患过心脑血管疾病、做过支架治疗等或同时有多种危险因素的人，则应该及时治疗。事实上，通过不少大规模的临床研究，人们认识到血脂控制水平要因人而异，最容易发生心脑血管事件的人要控制得严格点，相对不容易发生上述事件的人可以控制得宽松点。没有动脉粥样硬化疾病也无冠心病危险因素的人正常值是：总胆固醇 5.72 毫摩/升（220 毫克/分升）以下，低密度脂蛋白 3.64 毫摩/升（140 毫克/分升）以下。有冠心病危险因素（高龄、早发心脑血管疾病家族史、高血压、烟酒史、肥胖等），但没有动脉粥样硬化疾病的人，正常值是总胆固醇 5.2 毫摩/升（200 毫克/分升）以下，低密度脂蛋白 3.12 毫摩/升（120 毫克/分升）以下。已经发生动脉粥样硬化疾病或者患有糖尿病的人其正常值是总胆固醇 4.68 毫摩/升（180 毫克/分升）以下，低密度脂蛋白 2.6 毫摩/升（100 毫克/分升）以下，三酰甘油的正常值为 1.7 毫摩/升（150 毫克/分升）以下。

因此，当血脂调到期望水平，应继续按同等剂量服药，不要减低药量。这是因为，影响血脂的原因有饮食、运动、代谢、遗传等，它们在人体内长期影响着血脂水平。血脂异常是一种慢性代谢性异常，任何一种调脂药物，都无法达到“一劳永逸”的效果，一旦停药往往恢复到治疗前的水平。所以，应该坚持长期服药。

15. 不宜认为血脂达标后调脂药就可吃吃停停

不少患者在用药时吃吃停停，是错误的。血脂异常是一种慢性代谢异常，目前的调脂方法只是治标，而不能治本。在治疗达标后，应在医生指导下制定一个长久的计划，有效地长期控制血脂，使其维持在较低的水平，切忌“三天打鱼，两天晒网”。

由于各种原因，很多患者没有坚持服用调脂药，使得血脂反弹，影响治疗效果，初期治疗血脂达标后，在医生的指导下坚持最小维持剂量，对血脂达标值的保持有很好的作用。因此，只要没有出现严重的或不能耐受等不良反应就不应停药。

16. 不宜血脂检验结果正常后就不再治疗

只看血脂检验单的结果，常常使搭桥术后的患者误认为自己血脂正常，无须调脂。需要注意的是，不同患者高胆固醇血症的诊断标准和治疗达标值是不同的。危险性越高的患者诊断标准越低，达标值也越低。如已有心肌梗死、冠脉搭桥术后和糖尿病的患者，都应积极的进行调脂治疗。当总胆固醇＞5.20毫摩/升（200毫克/分升），低密度脂蛋白＞3.12毫摩/升（120毫克/分升）时，就应该开始调脂药物治疗。目标应降低到总胆固醇＜4.68毫摩/升（180毫克/分升），低密度脂蛋白＜2.60毫摩/升（100毫克/分升）。

他汀类药长期服用才能获益，目前的临床研究显示，他汀类药治疗3～5年可以显著降低死亡、脑卒中等。他汀类药的严重不良反应是横纹肌溶解症，其发生率为1/10万～2/10万。用他汀类药在某些情况下可引起非特异性肌痛或关节痛，通常不伴有肌酸激酶（CK）增高，如果该酶高于正常值上限10倍，则应予以停药、随访，待症状消失、肌酸激酶下降至正常，可重新开始治疗。

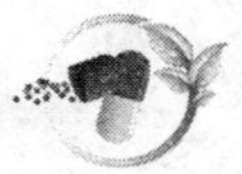

17. 不宜认为夏季饮食清淡就可停药

不少患者觉得，夏季天气炎热，吃得清淡，血脂就不会升高，从而忽略了正常用药。其实，调脂药往往有两方面作用：一是能降低血脂；二是有抗动脉粥样硬化和稳定斑块的作用。动物实验和大规模的临床研究发现，长期使用调脂的他汀类药可使动脉粥样硬化的斑块体积缩小。因此，调脂是一个长期的过程，治疗期间除了要调整饮食和增强运动外，调脂药物的增减应该听取医生的意见，不要随意停药。

五、血脂异常的中医及中西医结合用药

1. 血脂异常的中医致病原因

中医学认为，膏脂虽为人体的营养物质，但过多则形成血脂异常为患。凡导致人体摄入膏脂过多，以及膏脂转输、利用、排泄失常的因素均可使血脂异常，其病因有如下几点。

(1)饮食失当：饮食不节，摄食过度，或恣食肥腻甘甜厚味，过多膏脂随饮食进入人体，输布、转化不及，滞留血中，因而血脂异常。长期饮食失当，或酗酒过度，损及脾胃，健运失司，致使饮食不归正化，不能化精微以营养全身，反而变生脂浊，混入血中，引起血脂异常。前者为实证，后者为虚中夹实证，这是两者不同之处。

(2)喜静少动：或生性喜静，贪睡少动；或因职业工作所限，终日伏案，多坐少走，人体气机失于舒畅，气郁则津液输布不利，膏脂转化利用不及，以致生多用少，沉积体内，浸淫血中，故血脂异常。

(3)情志刺激：思虑伤脾，脾失健运，或郁怒伤肝，肝失条达，气机不畅，膏脂运化输布失常，血脂异常。

(4)年老体衰：人老则五脏六腑皆衰，以肾为主。肾主五液，肾虚则津液失其主宰；脾主运化，脾虚则饮食不归正化；肝主疏泄，肝弱则津液输布不利，三者皆使膏脂代谢失常，引起血脂异常。若房劳过度，辛劳忧愁，也可使人未老先衰。

(5)体质禀赋：父母肥胖，自幼多脂，成年以后，形体更加丰腴，而阳气常多不足，津液膏脂输化迟缓，血中脂质过多。或素体阴虚阳亢，脂化为膏，溶入血中，导致血脂异常。

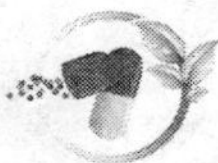

(6)消渴、水肿、胁痛、黄疸、癥积等证不愈：消渴证基本病机属阴虚燥热，由于虚火内扰，胃热杀谷，患者常多饮多食，但饮食精微不能变脂而贮藏，人体之脂反尽溶为膏，混入血中，导致血脂异常。水肿日久，损及脾肾，肾虚不能主液，脾虚失于健运，以致膏脂代谢失常。胁痛、黄疸、癥积三者皆属肝、胆之病，肝病气机失于疏泄，影响膏脂的敷布转化，胆病不能净浊化脂，引起血脂异常。

2. 宜选用的调脂中草药

(1)泽泻：药用部分为干燥块茎，味甘、咸，性寒，归肾、膀胱二经。主要成分为挥发油，内含糠醛，其乙醇提取液含生物碱、植物甾醇、天门冬素，其水及苯提取物有抗脂肪肝成分。国内和日本对血脂异常的临床和实验研究，均提出本药有良好的调脂作用。实验研究表明，泽泻可明显抑制兔主动脉粥样硬化斑块的形成及其血胆固醇的含量，可抑制小鼠肠对胆固醇吸收及体内胆固醇合成，有助于胆固醇的运转和排泄，具有干扰胆固醇的吸收、分解和排泄作用。

(2)山楂：药用其干燥成熟果实。味酸、甘，性微温，归脾、胃、肝三经。山楂果实含山楂酸、苹果酸、枸橼酸、咖啡酸、内脂、脂肪、金丝桃苷、解脂酶、鞣质、蛋白质、槲皮素、维生素 B_2、胡萝卜素、糖类及维生素类等多种成分，有扩张血管、降低血压、降低胆固醇、增加胃液消化酶等作用。药理研究发现，家兔连服山楂制剂 3 周后，血清胆固醇显著下降。山楂与菊花、丹参、延胡索、金银花、红花、麦芽等配伍，可用于治疗血脂异常、高血压、冠心病所致之胸闷隐痛。国外应用山楂属植物制成各种制剂，用于治疗血脂异常及冠心病已多年。国内证明山楂的醇制剂、浸膏总皂苷，对实验家兔之动脉粥样硬化有降压调脂作用，可减轻脂类的沉积。临床上常用山楂片，每次 2～3 片，每日 3 次，1 个月为 1 个疗程。也可用山楂果 50 克，水煎后代茶饮。

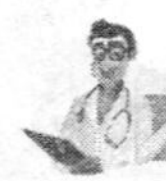

(3)灵芝：药用其子实体，味甘、淡，性温，归肾、肝、心、肺四经。灵芝含甾醇、生物碱、蛋白质、多糖、氨基酸、酶类等。具有益精气、强筋骨之功效。主治精神疲乏、心悸失眠、高血压、高胆固醇血症、脑血管硬化等。实验研究表明，灵芝有较好的调脂作用，并能减轻实验性家兔动脉粥样硬化斑块的程度及延缓其形成。灵芝片剂及灵芝糖浆有降低血胆固醇及三酰甘油的作用。

(4)何首乌：药用其干燥块根。味苦、甘、涩，性温，归肝、肾二经。何首乌含丰富的卵磷脂、淀粉等，有助于脂肪运转。何首乌含蒽酯衍生物，主要为大黄酚及大黄泻素，其次为大黄酸、大黄素甲醚等，能使肠蠕动增强和抑制胆固醇吸收。何首乌还能阻止胆固醇在肝内沉积、在血清中滞留或渗透到动脉内膜中，以减缓动脉粥样硬化形成。血脂下降可能与何首乌有效成分和胆固醇结合有关。何首乌配银杏叶、钩藤等治疗心脑血管病，能消除或改善症状。何首乌对个别患者有腹泻的不良反应。另外，何首乌浸出液可能含有肾上腺皮质激素类似物。何首乌能促进肠道蠕动，减少胆固醇吸收，加快胆固醇排泄，从而起到调脂、抗动脉硬化的作用。临床常用“何首乌片”，每次 5 片，每日 3 次，对老年人血脂异常伴大便秘结属肝肾亏虚者为适宜。

(5)决明子：药用其干燥成熟的种子。味甘、苦，性微寒，归肝、胆、肾三经，具有清热、明目、润肠之功效。决明子含蒽苷类物质，分解后产生大黄素、大黄素甲醚、大黄酸、大黄酚及葡萄糖等。实验证明，决明子具有降血压、调脂、抗菌等作用，治疗血脂异常有一定疗效。其调脂作用可能与决明子所含芦荟大黄素、大黄素等有促进肠管运动、抑制胆固醇吸收有关。决明子还具有抑制血胆固醇升高和动脉粥样硬化斑块形成的作用。每日取炒决明子 5～10 克，开水泡饮，连用 1 个月，可使胆固醇逐渐降至正常水平。有泄泻与低血压者慎用决明子制剂。

(6)茵陈：以茵陈代茶饮或片剂治疗高胆固醇血症，发现本品

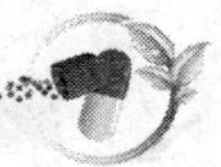

有明显的降低血胆固醇作用。茵陈中所含的香豆素类有调脂活性,可降低动物血胆固醇,使主动脉硬化减轻。

(7)虎杖:虎杖所含大黄素成分,可减少外源性胆固醇过多进入体内。药用其根,性微温,具有活血通经、利湿之功能,传统用于治疗风湿、痹痛、黄疸、闭经、痛经等。据现代药理研究证明,虎杖含蒽醌类化合物和黄酮类多种成分,从其根茎中可提取具有调脂成分的白藜芦醇苷等。有关实验证明,虎杖有降低胆固醇和三酰甘油的作用。

(8)蒲黄:动物实验证明,蒲黄可明显减少胆固醇在肠道的吸收,促进其在粪便中排出,并有防止动脉粥样硬化及降低血清胆固醇的作用。

(9)大蒜:大蒜的有效成分大蒜精油,能阻止动脉脂质增生及胆固醇诱发的β-脂蛋白增加和α-脂蛋白下降,还能明显降低主动脉胆固醇含量和主动脉粥样硬化。

(10)绿豆和豆类膳食:国外已有豆类降低血胆固醇的报道,以绿豆作用最大。临床及动物实验都表明,绿豆具有明显的调脂作用。豆类膳食所以能够调脂,可能因其所含植物胆固醇的竞争性抑制外源性胆固醇的吸收,增加其排泄有关。

(11)姜黄:药用其根茎,味苦、辛,性温,归肝、脾二经。主要成分含挥发油,如姜黄精、去氢姜黄精、姜烯等。姜黄能宣通血中之气,使气行而血不壅滞,且具有通经止痛之功效。姜黄能增加胆汁形成和分泌,使粪便中排泄的胆酸和胆固醇增加。虽然姜黄促进胆汁分泌的作用较弱,但较持久。姜黄醇提取物、挥发油和姜黄素都有降低血胆固醇、三酰甘油和β-脂蛋白的作用,以降三酰甘油最显著,并能使主动脉中的胆固醇、三酰甘油含量降低。姜黄还能增加纤维蛋白的溶解活性,有抗血栓形成的作用。

(12)柴胡:药用部分为柴胡的根或全草,味苦,性微寒,归肝、肾二经。主要含柴胡酮、植物甾醇、脂肪酸、柴胡皂苷。具有疏气、解郁、散火之功效。柴胡皂苷具有调脂作用。

(13)大黄：药用其干燥根茎，味苦，性寒，归脾、胃、大肠、肝、心包五经。具有泻热通便、破积行瘀、清湿热之功能。药理研究证实，大黄能降血压、降胆固醇。临床治疗血脂异常患者，口服大黄粉每次 0.25 克，每日 4 次，1 个月为 1 个疗程，可使三酰甘油下降。尤其适用于大便秘结的血脂异常患者。

(14)人参：药用其干燥根，味甘、微苦，性微温，归脾、肺二经。人参含有多种药用元素，人参中的人参苷能抑制动物高胆固醇血症的发生，当高胆固醇血症发生时，能使胆固醇降低。需要注意的是，人参为补虚证之要药，实证慎用，发热时不用，防其助火，可佐以凉润药麦冬、天冬等。小剂量对中枢有兴奋作用，大剂量则起麻痹作用，一般人参不能与藜芦同用。

(15)银杏叶：研究发现，银杏叶有降低血清胆固醇、扩张冠状动脉的作用。市场上有中成药“银杏叶片”。

3. 宜选用的调脂中成药

(1)脂可清胶囊：由葶苈子、山楂、茵陈蒿、大黄、泽泻、黄芩等药物组成。具有宣通导滞、通络散结、消痰渗湿的功效。症见血脂增高、胸闷头晕、四肢沉重、神疲倦怠，舌苔腻，脉滑弦。胶囊剂，每粒 0.3 克，口服每次 2～3 粒，每日 3 次，30 天为 1 个疗程。体弱者及孕妇禁用。

(2)山楂降脂片：含有决明子、山楂、荷叶。具有清热活血、降浊通便的功效。症见血脂异常、头晕目眩、胸闷脘痞、大便干结、口苦口干，舌质红，苔腻，脉弦滑。片剂，口服每次 8 片，每日 3 次。脾虚便溏者禁用。

(3)山海丹胶囊：含有三七、人参、红花、山羊血粉、决明子、佛手等药物。具有活血通络的功效。适用于胸绞痛闷痛、心悸乏力，舌质淡紫暗，脉弦细的血脂异常患者。

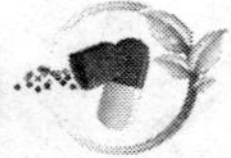

(4)决明降脂片：内含决明子、茵陈、何首乌、桑寄生、维生素C、烟酸等药物。具有调脂的功效。适用于血脂异常、头晕胁痛、食欲缺乏、口干便秘患者。片剂，口服，每次4～6片，每日3次。肝胆湿热壅盛者禁用。

(5)调脂平：主要成分为平菇多糖(每片含平菇多糖9.5毫克)，口服每次4片，每日3次，连用45天。有明显的降胆固醇、降三酰甘油作用，并可使低密度脂蛋白下降，高密度脂蛋白上升。未见不良反应。

(6)大黄醇片：每片含大黄醇0.25克，口服量每日3片，空腹1次服用，3周为1个疗程。可使胆固醇、低密度脂蛋白、三酰甘油降低。

(7)消补减肥片：主要成分为黄芪、蛇床子、白术、大黄、香附、姜黄等，每片0.5克。口服每次6～8片，每日3次，饭前半小时服用，1个月为1个疗程。结果显示，消补减肥片对血清三酰甘油、低密度脂蛋白及总胆固醇有明显降低作用，有效率为87%。还能明显地降低载脂蛋白B。除此之外，消补减肥片还可明显改善症状，降低体重。

(8)绞股蓝总苷片：内含绞股蓝总苷。具有养心健脾、益气和血、除痰化瘀、调脂的功效。常用于血脂异常见有头晕肢麻、胸闷气短、健忘耳鸣、自汗乏力，舌淡暗苔白。片剂，每片含绞股蓝总苷20毫克，口服每次2～3片，每日3次。服药时个别有胃部不适，继续服药可自行消失。

(9)复方丹参滴丸：含有丹参、三七、冰片。具有活血化瘀、理气止痛的功效。症见心胸绞痛刺痛，胸中憋闷，血脂异常，舌质紫暗或有瘀斑，脉涩。适用于冠心病心绞痛伴血脂异常者。滴丸剂，每粒25毫克，每次口服8～10粒，每日3次，30天为1个疗程。孕妇慎用。

(10)脂降宁片：由山楂、何首乌、丹参、瓜蒌、维生素C等药物组成。具有行气散瘀、活血通经、益精血、降血脂的功效。症见血脂异常、头晕耳鸣、胸闷胸痛、失眠健忘、头痛、肢体麻木，舌暗红，苔腻，脉弦滑。片剂，口服每次3～4片，每日3次。脾虚便溏者慎用。

(11)调脂灵胶囊：含有普洱叶、茺蔚子、槐花、葛根、杜仲、黄精等。具有消食积、调脂、通血脉、益气血等功效。症见血脂异常、纳呆食少、头晕肢麻、体倦乏力、腰膝酸软，舌暗苔腻。胶囊剂，每粒0.3克，口服每次5粒，每日3次。服药时忌用油腻厚味食物。

(12)调脂灵片：由何首乌、枸杞子、黄精、山楂、决明子组成。具有补益肝肾、养血明目、调脂的功效。症见血脂异常、头晕目眩、视物昏花、目涩耳鸣、须发早白、腰腿酸软，舌红苔少，脉沉细。片剂，口服每次5片，每日3次。服药时忌用油腻辛辣食物。

4. 中医辨证宜选用的调脂中成药

(1)湿热蕴结证：多伴头晕、口干苦、体质肥胖、烦热、便干尿赤，舌红，苔黄腻，脉弦滑等症状。可选桑葛调脂丸，每次4克，每日3次；或解毒降脂片，每次2～3片，每日3次。

(2)痰浊内阻证：多伴胸脘满闷、胃纳呆滞、头晕身重、大便不畅，舌苔白腻，脉濡滑等症状。可选脂可清胶囊，每次2～3粒，每日3次；或血脂灵片，每次4～5片，每日3次；或月见草油乳，每次10毫升，每日2次。

(3)痰瘀结滞证：常伴头晕身重、胸胁胀闷、肢体麻木、口干纳呆、大便不爽，舌暗红或紫暗或有瘀斑，脉弦滑或细涩等症状。可选山楂降脂片，每次8片，每日3次；或通脉降脂片，每次4片，每日3次；或调脂宁片，每次3～4片，每日3次；或血脂康胶囊，每次2粒，每日2次。

(4)脾虚湿盛证：多伴倦怠乏力、腹胀纳呆、头晕身重、大便溏薄，舌淡胖或边有齿痕，脉濡缓等症状。可选健脾调脂颗粒，每次

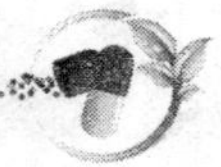

10克，每日3次；或脂必妥胶囊，每次1粒，每日2次；或绞股蓝总苷片，每次2～3片，每日3次。

(5)肝肾阴虚证：常伴腰酸膝软、口燥咽干、头晕耳鸣、右胁隐痛、手足心热，舌红少苔，脉弦细等症状。可选调脂灵片，每次5片，每日3次；或玉金方胶囊，每次2粒，每日3次；或制何首乌颗粒，每次14克，每日2次。

(6)脾肾阳虚证：多伴腰膝酸软、畏寒肢冷、脘痞腹胀、夜尿频多、大便不实，舌淡苔薄白，脉沉迟等症状。可选丹田降脂片，每次1～2克，每日2次；或五子调脂胶囊，每次5粒，每日3次；或海豹油软胶囊，每次2粒，每日1次。

5. 血脂异常的中药处方治疗

(1)消脂减肥茶：生何首乌30克，生山楂15克，决明子15克，冬瓜皮20克，乌龙茶3克。将前4味共水煎，去渣，以其汤液冲泡乌龙茶，代茶饮用，每日1剂。连续饮用2个月为1个疗程，一般服用3～5个疗程。此方有调脂、活血、降压、利水等功效。

(2)决明子海带汤：决明子20克，海带30克。水煎滤药除渣，吃海带饮汤，每日1次，1个月为1个疗程，一般服用1～3个疗程。此方有祛脂降压等功效，适用于血脂异常、高血压、冠心病或肥胖患者食用。

(3)何首乌片：口服每次5片，每日3次，连用2～4个月。本药的调脂作用，主要机制是滋补肝肾，调整人体阴阳平衡。有关实验研究表明，何首乌含大黄根酸，能促进肠道运动，阻止或减少脂类在肠道吸收，因而血脂下降。

6. 血脂异常的“金三角”调脂药物方案

早有医学专家提出了调脂抗凝的“金三角”方案，所谓“金三角”方案就是他汀类药＋阿司匹林＋通心络胶囊，三药合用，可以调脂抗凝、保护血管内皮，防止心脑血管病发生。其中，他汀类药能降低血脂，阿司匹林抗凝，通心络胶囊与他汀类药组合可以增强调脂效应，与阿司匹林组合有增强抗凝、降低血液黏稠度的效果，并能明显改善阿司匹林抵抗，据统计长期服用阿司匹林有24%的人失效，这就是阿司匹林抵抗，而同服通心络胶囊后，可以继续让阿司匹林发挥作用。还有一部分人长期应用阿司匹林引起胃肠道出血，应用他汀类药引起了肝功能异常，在这种情况下，单用通心络胶囊仍可起到较好的调脂抗凝的效果。通心络胶囊含有5种独特的虫类药成分，其中的多种酶类、水蛭素等可以清除血管中的高胆固醇和三酰甘油，对抗凝集的血小板，从而使血流顺畅，心脑供血恢复正常。

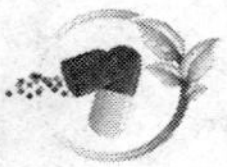

六、老年人血脂异常的药物治疗

1. 老年患者调脂治疗宜个体化

对老年患者，应该怎样调脂呢？这时不宜提倡强化调脂，而应该进行个体化调脂治疗，即使是高危患者也不宜强化调脂。最新资料显示，对比年轻患者，65岁以上的老年患者三酰甘油、胆固醇水平下降，高密度脂蛋白水平稳定但抗氧化活性降低。服用相同剂量的他汀类药，老年患者比年轻患者血脂水平要多降低3%～5%，只需要年轻患者50%的剂量，就可使老年患者的低密度脂蛋白降低6%，加上老年患者衰老、多脏器功能减退、心血管危险因素并存，尤其对80岁以上的瘦弱老年女性患者更应细加评估，否则更易发生严重的不良反应。

由于所有他汀类药均可能引起一些不良反应，因此在强调调脂治疗使患者获益的同时，应关注其引起的不利影响。他汀类药引起肌病的常见症状是非特异性肌肉痛或关节痛，通常不伴显著的肌酸激酶(CK)升高；严重肌炎（肌肉痛、触痛或无力，伴肌酸激酶水平高于正常水平10倍）罕见，如不停止治疗，可导致横纹肌溶解、肌红蛋白尿和急性肾坏死。老年（尤其是大于80岁的女性）、体型瘦小、虚弱、合并慢性肾功能不全（尤其因糖尿病引起的）及围术期患者发生肌病的危险较高，应慎用他汀类药并严格掌握适应证。部分老年患者在尚无肌酸激酶升高或肌病发生时也会出现不良反应，导致生活质量下降，并可能增加跌倒所致的创伤。因此，应充分评估老年调脂治疗的风险与获益比，以达到更好的疗效。

大量循证医学证据表明，调脂治疗可显著性地降低心血管疾病所致的死亡和相关事件；强化他汀类药调脂治疗能有效减少急性冠脉综合征及冠心病高危患者的心血管事件，可安全有效地用于大部分 65 岁以下人群。医生应根据患者心血管疾病的危险分层及个体特点合理选择调脂药物，鉴于老年群体的特殊性，应在充分考虑调脂治疗的利弊及患者的整体状况与联合用药情况后，积极稳妥地选择合理的调脂药物。

2. 老年人宜正确服用他汀类药

(1)不要擅自加大剂量：虽然关于他汀类药治疗的众多文献显示，即使 80 岁以上的老年患者，使用他汀类药治疗的获益和安全性均与年轻患者相当。但是，由于老年人肝、肾功能减退，药物分解代谢水平下降，药物体内半衰期延长，因此老年患者不可使用大剂量他汀类药，以免增加不良反应。

(2)不要过分担心肝酶升高：他汀类药引起肝酶升高的发生率为 0.5%～2%。一般认为，轻度肝酶升高(不超过正常值上限的 3 倍)不能认为是他汀类药的肝脏毒性，若患者没有肝大、黄疸、直接胆红素升高和(或)凝血酶原时间延长等器质性肝损害证据，可以在密切监测肝功能变化的同时继续使用他汀类药治疗；如肝酶明显升高(正常值上限的 3 倍)，则应减量或停用他汀类药，并密切观察肝酶变化。

(3)不要忽略肌溶解等严重不良反应：肌病是他汀类药的另一常见不良反应，包括肌痛、肌炎，严重时可发生横纹肌溶解，引起急性肾衰竭。老年患者肌病的发生率高于普通人群，却常因为临床表现不典型而易被忽略。在服药过程中，如果出现不明原因的乏力、肌肉酸痛应及时就诊，监测肌酸磷酸激酶水平。如果肌酸磷酸激酶＜5 倍正常值上限，无须换药，可酌情继续原剂量或减量；如果肌酸磷酸激酶＞5 倍正常值上限时，需停药或换药。

(4)不要随意联合用药：包括降脂药在内的大多数药物都是经过肝脏代谢的。老年人经常同时服用多种药物，因此要注意关注

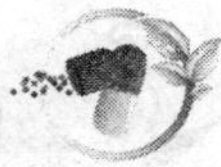

药物间的相互作用。就诊时，应主动告诉医生，目前正在服用的药物，由医生调整处方和剂量。此外，老年人在选用他汀类药时，还可以酌情选择不经过肝脏代谢的水溶性他汀类或与其他药物相互作用少的他汀类药，尽量减少不良反应的发生。

老年人在使用他汀类药时必须特别小心，建议用药 2～4 周，患者应到医院复查肝功能、血脂和肌酸磷酸激酶，以防意外发生。

3. 老年人使用调脂药宜注意的事项

(1)排除可能影响血脂水平的因素：老年人中，影响血脂的因素较多。有资料显示，衰老可导致血清甲状腺素浓度的变化，尽管大多数在正常范围内，但与年轻人相比仍显示明显降低。老年性甲状腺功能减退发病隐匿、起病慢，除有畏寒、食欲缺乏、反应迟钝、记忆下降等机体代谢率降低的表现外，70%～80%有心血管病变，极易与老年常见病及生理衰老相混淆。近年研究发现，甲状腺功能减退患者常伴动脉粥样硬化，即使是亚临床甲状腺功能减退也会增加冠心病的危险。重视对老年人甲状腺功能的检测，早期发现和及时治疗甲状腺功能障碍，纠正血脂异常，有利于防止和降低心血管病的发生和发展。

(2)良好的生活方式：合理的饮食习惯与膳食结构，如低脂饮食、戒烟、行为矫正是调整血脂异常和巩固疗效的综合措施。需要制定合理的运动处方，老年冠心病患者通过运动改善血脂水平后，可降低未来 2 年内心血管意外事件的发生。

(3)调脂药物个体化治疗：根据血脂水平和心血管病的危险分层确定初始剂量，然后根据治疗反应调整剂量。首次用药 4～8 周复查安全性指标（AST、ALT 和 CK）和血脂，以后每 3～6 个月再复查上述指标；如果能达到要求，改为每 6～12 个月复查 1 次。如 AST、ALT 超过正常上限 3 倍，应暂停给药。停药后仍需每周复查 ASL、ALT，直至恢复正常。

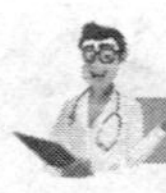

(4)预防肌病。肌病是调脂药物严重的不良反应,进一步发展可能导致横纹肌溶解症。肌病是由于肌溶引发的严重不良反应,表现有肌痛、肌压痛、肌无力、乏力和发热等症状,血肌酸激酶升高超过正常上限 10 倍时应停药。及时发现并停药,绝大多数肌病症状自行缓解消失。横纹肌溶解进一步发展可引起急性肾衰竭。用药期间如有其他可能引起肌溶解的急性或严重情况,如败血症、创伤、大手术、低血压和抽搐等,要暂停给药。

(5)混合型血脂异常:联合用药可增强调脂疗效,特别有利于全面纠正多种脂代谢异常。他汀类与贝特类或烟酸类合用,或胆固醇吸收抑制药依折麦布与烟酸类或贝特类合用主要用于治疗混合型血脂异常。虽然未来他汀类药仍是大多数血脂异常患者的首选药物,但他汀类药联合另一种调脂药以进一步降低心血管病的危险,或增强安全性仍可能是未来治疗血脂异常的发展趋势。治疗严重的混合型血脂异常需他汀类与贝特类或烟酸类联合使用时,宜根据药物的药动学特点,选择发生药物的相互作用较少的药物,并从各自的小剂量开始,严密观察不良反应,监测肝功能和肌酸激酶。

(6)其他:在调脂治疗的同时注意纠正其他动脉粥样硬化的危险因素,如高血压、糖尿病或糖耐量异常、吸烟、超重或肥胖等,以全面防治动脉粥样硬化性心脑血管疾病。

4. 老年人调脂宜适可而止

(1)血脂水平过低:如果血脂水平过低,机体的一些生理活动必将受到影响。研究显示,对老年人来说,胆固醇低并非都好,年龄超过 70 岁的老年人,胆固醇水平低于 4.16 毫摩/升(160 毫克/分升)时,其危险性与胆固醇水平高于 6.24 毫摩/升(240 毫克/分升)相当。尽管脑出血发病率随血清胆固醇水平下降而降低,但血清胆固醇低于 3.64 毫摩/升(140 毫克/分升)时,脑出血发生率反

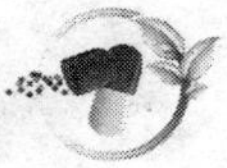

而更高，而且缩短寿命。

(2)保持在何种水平适宜：对于没有冠心病和其他部位动脉粥样硬化，又不存在冠心病的危险因素，如高血压、糖尿病、吸烟及家族史，其血脂总胆固醇最佳范围在5.2～5.6毫摩/升(200～216毫克/分升)，低密度脂蛋白要小于3.6毫摩/升(140毫克/分升)。如果存在冠心病危险因素，但无冠心病史和动脉粥样硬化，血清总胆固醇就要小于5.2毫摩/升(200毫克/分升)，低密度脂蛋白要小于3.12毫摩/升(120毫克/分升)。已患冠心病的人总胆固醇就要小于4.68毫摩/升(180毫克/分升)，低密度脂蛋白应小于2.6毫摩/升(100毫克/分升)。糖尿病患者不仅糖代谢异常，而且脂代谢异常，高血糖常与血脂、血压和肥胖等多种危险因素共存。因此，糖尿病实质上也是心脏病，糖尿病患者如果单纯控制血糖，只能减少眼睛、肾脏等并发症的发生，并没有减少危及生命的血管疾病。因此，只有同时控制血压、血糖和血脂，才能阻止糖尿病心血管病的发展。故糖尿病患者血脂控制应与冠心病患者一样。

血脂异常时，人们往往没有任何感觉，但是危害极大。因此，一般人每年应至少检查1次；而已知血脂异常的人，应3～6个月检查1次。在用药物调脂过程中，不要盲目追求低胆固醇。低胆固醇并非是老年人健康的必需因素，而极低的胆固醇水平反而可能与冠心病有关。高龄老人调脂治疗要多加小心，调到一定水平即可。

七、血脂异常并发其他疾病的用药

(一)血脂异常并发糖尿病的用药

1. 糖尿病患者调脂治疗可保护大血管

糖尿病患者容易并发两类血管病变,一种称之为微血管病变,另一种称为大血管病变。国际上一些大型糖尿病治疗研究表明,严格控制血糖接近正常,可大大减少微血管病变,而对大血管并发症的作用却并不十分显著,说明还有血糖之外的其他因素起作用。血脂异常就是其中最重要的因素之一。

糖尿病患者血脂异常的特点:①三酰甘油升高(有30%~40%的患者三酰甘油≥2.25毫摩/升)。②餐后血脂水平明显高于普通人群。③高密度脂蛋白(可防止血管硬化的脂蛋白)下降。④致病性很强的低密度脂蛋白由于糖化和氧化,清除减慢,故其对糖尿病大血管病变的危害性最大。

国际上已经进行或正在进行的多个大型糖尿病调脂试验,经长期(5年以上)临床研究证实,通过调节糖尿病患者的异常血脂,可降低冠心病事件的发生,降低冠心病、脑卒中的死亡率,降低糖尿病患者因心血管病变住院的次数和天数。

对糖尿病患者血脂异常的积极治疗,主要是直接降低血中致病很强的低密度脂蛋白水平,使之达到2.6毫摩/升(100毫克/分升)。第一是生活规律,戒烟、戒酒;第二是合理膳食调节,不吃含胆固醇高的食物;第三是进行规律的运动,运动量至少每次30分

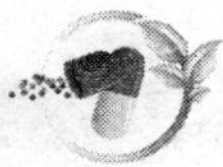

钟,使心率达到最大心率的2/3,至少坚持每周2小时运动;第四是药物治疗首先选用他汀类药,务必使低密度脂蛋白小于2.6毫摩/升(100毫克/分升)的目标值。同时还要考虑药物间的相互作用,如氟伐他汀可以安全地与多种降糖药合用而没有相互作用。对三酰甘油升高者,宜首先控制血糖,对三酰甘油和低密度脂蛋白均升高者,则可采用较大剂量的他汀类药。

2. 糖尿病患者也宜调脂治疗

(1)糖尿病与血脂异常:研究发现,大多数糖尿病患者都有胰岛素分泌相对不足的情况,而胰岛素分泌不足常可引起脂质代谢异常。因为胰岛素具有促进脂蛋白分解的作用,当胰岛素分泌不足或体内产生胰岛素抵抗时,患者血液中的三酰甘油、低密度脂蛋白、极低密度脂蛋白都会明显升高,也就出现血脂异常的表现。有关流行病学调查结果显示,普通人群血脂异常的发生率为20%～40%,而糖尿病患者并发血脂异常者约占60%。

(2)血糖降低并不意味着血脂正常:糖尿病患者常有血脂异常,而且这种异常与血糖控制的好坏有关。也就是说,血糖控制后,血脂异常肯定会有一定程度的改善。但是,并不是所有的患者在血糖控制后,血脂异常就会恢复正常的。因为糖尿病患者的血脂异常是由多种因素引起的,血糖升高只是原因之一。根据临床观察,对于1型糖尿病患者(主要是青少年因遗传引起的)来说,血脂异常多在血糖控制后恢复正常;而2型糖尿病(多见于成人)患者在控制血糖后,多数人的血脂异常仅部分恢复正常。所以,2型糖尿病患者常需要同时服用调脂药物。

(3)控制血脂的意义重大:糖尿病患者中,心脏病的发生率和死亡率明显增高,有人统计至少是普通人群的3倍以上。即使是单纯的糖尿病患者,也属心血管病高危范围,在10年内发生心肌梗死或死于冠心病的危险性,与已患有心肌梗死的患者相当。如

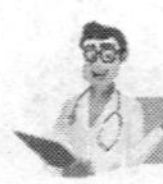

果糖尿病患者发生急性心肌梗死,则急性期的死亡率会显著高于非糖尿病患者。

糖尿病患者的心血管病高危险性,与血脂异常有关。有一项研究表明,患者的血低密度脂蛋白每增高 0.26 毫摩/升(10 毫克/分升),即可使患者患冠心病的危险性增加 12%;而血高密度脂蛋白每降低 0.26 毫摩/升(10 毫克/分升),则使患冠心病的危险性增加 22%,这说明糖尿病患者血脂异常会使其发生冠心病的危险性明显增加。也有许多研究证实,对糖尿病患者除了控制血糖外,积极进行调脂治疗可显著降低心脏病和脑卒中的发病危险。由于糖尿病患者的血脂异常损害作用更为明显,所以应更积极地进行调脂治疗。

3. 血脂异常并发糖尿病时宜合理选择调脂药

调脂药适应证为:①单纯改变生活方式和控制血糖水平不能达到血脂控制目标时,应开始加用调脂药。②并发心血管疾病,且低密度脂蛋白>2.6 毫摩/升(100 毫克/分升)的糖尿病患者,在改变生活方式的同时加用调脂药。

糖尿病患者的调脂药选择与普通人群大致相同,主要是针对血脂异常的类型使用合适的调脂药。虽然,糖尿病患者的血脂异常多表现为血三酰甘油浓度升高或高密度脂蛋白浓度低下,患者应首先针对血脂异常情况来选择调脂药。

药物治疗的首要目标是降低低密度脂蛋白,首选他汀类药,其他药物包括烟酸类、贝特类等。但如果低密度脂蛋白为 2.6～3.3 毫摩/升(100～129 毫克/分升),同时高密度脂蛋白<1.0 毫摩/升(40 毫克/分升),应选用贝特类或烟酸类药物。烟酸是已知最强的升高高密度脂蛋白的药物,但大剂量时会引起血糖增高。近期研究提示,中等剂量烟酸(每日 750～2 000 毫克)可明显改善血脂水平,而对血糖影响较小。

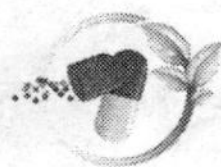

(1)他汀类药:可显著调节血脂总胆固醇与低密度脂蛋白水平,中度降低血三酰甘油水平和升高高密度脂蛋白水平,并具有稳定动脉粥样硬化斑块、抑制血小板凝集、抗血栓等多种作用,有效地减少心脑血管事件。美国糖尿病协会提出:不管糖尿病患者原有低密度脂蛋白水平如何,40岁以上的患者均应使用他汀类药治疗。需要提醒的是,他汀类药的不良反应主要是肌病(横纹肌溶解症)、丙氨酸氨基转移酶增高,不良反应的发生与剂量相关。

(2)贝特类药:其降低三酰甘油的作用大于降低胆固醇的作用。

(3)烟酸及其衍生物:其降低三酰甘油的作用强于降低低密度脂蛋白,还可升高高密度脂蛋白。

轻、中度混合性血脂异常患者可选用血脂康单药治疗。血脂康对总胆固醇及三酰甘油水平轻、中度升高的血脂异常,都有较好的疗效及良好的安全性,同时还可带来更多的调脂外益处。治疗重度混合性血脂异常,在必要时可以联合用药,但用药要谨慎且剂量应小。当他汀类药与贝特类药合用时,应选择安全性相对较好的药物。如贝特类应首选非诺贝特而不是吉非贝齐,他汀类可首选血脂康、氟伐他汀或普伐他汀等。联合用药时,应对患者安全状况进行严密监测与随访,同时要定期询问患者是否有肌无力、肌痛等症状,必要时减量或停药。

4. 糖尿病患者调脂宜首选他汀类药

多项国内外循证医学研究证实,糖尿病与心血管疾病密切相关,血脂异常会加重糖尿病患者病情,增加心血管终点事件。对糖尿病患者的治疗既要加强血糖管理,又要积极调脂。糖尿病患者的血脂异常以混合性血脂异常为主,致动脉粥样硬化血脂谱最为多见。其血脂异常主要为血浆三酰甘油、极低密度脂蛋白、游离脂肪酸水平升高,高密度脂蛋白水平下降,持续性餐后血脂异常及低密度脂蛋白水平轻度升高，小而密的低密度脂蛋白和小而密的高密度脂蛋白水平也升高。对这些患者的调脂治疗不仅要关注低密度脂蛋白水平及混合型血脂异常，也要注意用药安全性，还应该进行个体化治疗。

国外研究发现，糖尿病发生冠心病危险性排列顺序为：低密度脂蛋白增高、高密度脂蛋白降低、糖化血红蛋白增高、血压尤其是收缩压增高、持久吸烟。从中可以看出，低密度脂蛋白增高是糖尿病最危险的因素，因此要首选他汀类调脂药。即使是对三酰甘油升高为主的糖尿病患者也不例外。

要认识到控制心血管病高危因素（特别是高血压与胆固醇浓度）与控制血糖浓度同样重要。糖尿病的不良预后是微血管或大血管病的并发症，前者有视网膜病和肾病，后者有冠状动脉病、外周血管和脑血管病。一些研究证实，80%糖尿病患者将死于大血管病，因此提出以下建议：①所有确诊为冠状动脉疾病和2型糖尿病患者应接受他汀类药作为心血管病的二级预防。②所有2型糖尿病与其他心血管病高危因素（包括高血压、吸烟、左心室肥厚和年龄大于55岁）患者应接受他汀类药作为大血管病的一级预防。③已接受他汀类药的患者至少应服中等剂量，即阿托伐他汀20毫克，每日1次；洛伐他汀40毫克，每日1次；普伐他汀40毫克，每日1次。

低密度脂蛋白的降低幅度和治疗是否达标是相对的，调脂治疗需要尽可能降低低密度脂蛋白水平，但不能仅用低密度脂蛋白降幅来评价调脂疗效。评价调脂疗效需要综合考虑诸多相关因素，应将降低幅度或达标比例作为调脂疗效评价的一个参考指标。调脂治疗最主要目的是减少心血管并发症的致死率及致残率，应关注减少心脑血管并发症及总死亡事件。当低密度脂蛋白水平降到接近目标值时，应权衡利弊，个体化处理，一般不用再增加他汀类药的用量。

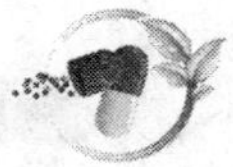

5. 服用他汀类药宜留意血糖波动

他汀类药是临床广泛使用的口服调脂药。他汀类药对血糖的影响主要体现在会引起新发糖尿病，主要表现为高血糖反应、糖耐量异常、糖化血红蛋白水平升高等。对于已经确诊糖尿病的患者，他汀类药可能影响身体对血糖的调节和控制，也就是说，服用他汀类药后，本来稳定的血糖有可能升高。建议服药者定期复查，必要时遵医嘱调药。

不过，大家不必过于担心。第一，这种不良反应发生率较低；第二，国外研究了这些服用他汀类药后新发的糖尿病情况，发现这些患者本身就存在糖尿病的风险，主要体现在既往有高血压病史，空腹血糖较高、三酰甘油水平升高和体重指数较高；第三，他汀类药可显著降低患者心肌梗死、脑卒中及死亡的风险，总体来说给患者带来的益处远大于风险。总之，大家只要按照医嘱服药，定期复查，就能最大限度地扬长避短。

6. 血脂异常并发糖尿病患者调脂治疗宜达标

对于血脂异常的糖尿病患者，通过服药后病情可得到显著改善。但是，不能一看到血脂的绝对值下降就盲目乐观，而是要继续用药，使血脂值降到推荐的标准，有时甚至要比标准更低，这样才能最大限度地预防心脑血管疾病的发生。为什么要这样慎之又慎呢？因为高血糖已经对血管壁造成了损伤，这样的血管抵御血脂异常“侵袭”的能力已经下降，所以血脂的控制标准才制定得这样严格。在一般情况下，应将其血低密度脂蛋白降至 2.6 毫摩/升(100 毫克/分升)以下，糖尿病患者才能从调脂治疗中获得较好的临床效果。

所谓的调脂治疗达到目标，是指将某项血脂指标降低到某一具体值，即治疗的目标值，这是医学专家们依据科学研究的结果讨论制定的。糖尿病患者至少每年检查1次血脂水平。理想的血脂水平应该是低密度脂蛋白＜2.6毫摩/升(100毫克/分升)，三酰甘油＜1.7毫摩/升(150毫克/分升)，高密度脂蛋白＞1.15毫摩/升(40毫克/分升)。

(二)血脂异常并发高血压的用药

1. 血脂异常并发高血压宜调脂与降压联手

(1)多重危险因素如影相随：冠心病是一种多危险因素所致的慢性疾病，患者常同时存在几种危险因素。例如，高血压患者较血压正常者更容易并发血脂异常。研究表明，当危险因素合并存在时，对冠心病发病危险的影响并非单纯的叠加效应，而是乘积效应或协同效应。两个或多个危险因素并存，也可明显增加冠心病的发病危险。高胆固醇血症、高血压和吸烟都是冠心病发病的独立危险因素，其中高胆固醇血症者(血胆固醇含量为8.5毫摩/升)冠心病的发病率是正常人群的4倍，高血压者(收缩压为195毫米汞柱)为3倍，吸烟者为1.6倍。同时并发高血压和高胆固醇血症者，其冠心病发病率为正常人群的9倍。高血压、高胆固醇血症和吸烟并存者，其冠心病发病率为正群的16倍。

(2)单一降压与调脂的缺陷：冠心病的发病因素并不是单一的，这些人群有集中分布的趋势，而且这些因素的相互作用，决定了冠心病发病的危险性。因此，不能孤立评价和治疗这些危险因素。如果只是单一控制某些危险因素，一方面容易忽略同时存在程度不同的多重危险因素的高危人群，另一方面忽略了多个并存的危险因素之间的协同作用。对高血压患者而言，虽然降低血压可预防某些靶器官损害，如充血性心力衰竭、肾动脉粥样硬化和脑卒中，但对冠心病的预防并未达到预期目的。高胆固醇血症可增

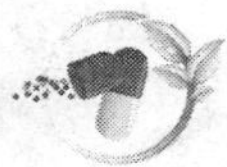

加人体对致高血压刺激的敏感性，更易引发高血压或使高血压恶化。近年来，在综合考虑冠心病多个危险因素的基础上，提出了较为合理简单易行的疾病绝对危险评估方案。事实证明，干预多重危险因素，可能使心血管疾病危险降低50%以上。而且，不同的干预措施可能达到同样的结果。

(3)降压与调脂联手的益处：研究表明，对确诊的高血压患者给予他汀类调脂药物治疗，能改善其血管内皮功能，降低炎症指标(C反应蛋白)水平，减少无症状心肌缺血，降低心血管疾病病死率。同时，还能增强抗高血压药物的降压作用。临床试验显示，干预多重危险因素对于预防常见心血管疾病有重要价值。

(4)高血压患者收缩压每下降10毫米汞柱，脑卒中发生危险约减少1/3，冠心病发生危险减少1/6。总胆固醇每下降1毫摩/升，冠心病和脑卒中发生危险减少1/4左右。长期使用阿司匹林，可使冠心病和缺血性脑卒中发生危险减少1/5左右。联合降血压，降胆固醇和抗血小板治疗，可使脑卒中的发生危险减少60%，冠心病发生危险减少50%。

对于大多数中危或高危心血管疾病患者，以上干预措施可独立显效，同时采用干预措施，效益是叠加的。

目前，他汀类药已成为治疗冠心病的主要药物之一，不仅可降低心血管疾病的病死率，还能增强抗高血压药物的降压作用。因此，降血压和他汀类降胆固醇药物的联合治疗，可能是更为理想的干预对策，能更有效减缓或阻止动脉粥样硬化进展和预防心血管疾病。对患者而言，最关键的是在心内科找一个固定的医生做长线治疗，这样才能将不良反应降至最小，从而最大限度地获益。

2. 血脂异常伴高血压患者宜选用的调脂药

血脂异常和高血压病常常是相互伴发的两种疾病。一项调查资料显示，高血压和血脂异常通常同时存在，在我国35岁以上的

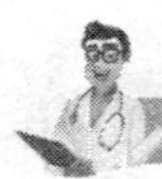

人群中，高血压并发血脂异常的患者多达 3 700 万。在同一血压水平，血脂越是异常，患心脑血管疾病的危险越高。同时，血压越高患冠心病的危险性越大。血清胆固醇及三酰甘油水平升高，对发生高血压、冠心病的危险性起协同增加作用。而降低血压和降低血清胆固醇及三酰甘油水平，可以减少冠心病的发病危险。

他汀类药是目前临床处方量最多的调脂药物，被公认具有“多效性”。研究显示，除有效调脂外，他汀类药还具有一定的降压效果，同时它能够延缓心肌肥厚及纤维化进程。他汀类药对高血压造成的肾脏功能损害也具有保护作用，能够明显减少蛋白尿。另外，他汀类药还与多种降压药物具有协同性，因此对于高血压并发血脂异常的患者应用他汀类药治疗能够使患者多方面获益。贝特类及烟酸类药物以降低三酰甘油为主，兼有降低总胆固醇和低密度脂蛋白，以及升高高密度脂蛋白的作用，对血压并无特殊影响；胆酸螯合剂和胆固醇吸收抑制药主要降低总胆固醇和低密度脂蛋白，与他汀类药合用可进一步降低总胆固醇和低密度脂蛋白。高血压伴血脂异常患者除需合理选用降压药外，还应针对血脂异常的类型、程度选用合适的调脂药。单纯性血清总胆固醇水平增高为主，可选用的药物如下。

(1)他汀类药：①洛伐他汀。是从乙曲霉素培养液中分离出来的六氢萘脂类物质，能使胆固醇合成减少。一般口服 20 毫克，每晚 1 次，可增至每日 80 毫克。长期服用可引起肌痛或血清丙氨酸氨基转移酶水平升高。孕妇及哺乳期妇女禁用。②辛伐他汀。是土曲霉素菌酵解产物的合成衍生物。每晚口服5～10 毫克。长期服用偶有消化道反应、头痛、肌痛、血清丙氨酸氨基转移酶水平升高等。孕妇、哺乳期和育龄期妇女禁用。③普伐他汀。由真菌中提取，能抑制肝细胞内胆固醇合成，并有降血黏度、减少血栓形成、改善血管内皮功能和稳定动脉粥样硬化斑块的作用，可防止心血管意外事件发生。一般每晚口服 10～40 毫克。长期服用偶有消

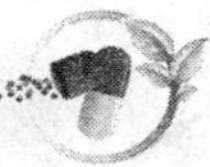

化道反应、头痛、肌痛等。孕妇、哺乳期、育龄期妇女禁用。④氟伐他汀。由人工化学合成,能使胆固醇合成减少,低密度脂蛋白和三酰甘油清除增快,高密度脂蛋白水平升高,其调脂作用较洛伐他汀强。每晚口服20毫克。不良反应较少。孕妇及哺乳期妇女禁用。⑤阿托伐他汀。由人工合成,其降血清总胆固醇和三酰甘油水平效果显著。一般每晚口服10毫克。不良反应较少,偶见血清丙氨酸氨基转移酶水平升高。

(2)泛硫乙胺(潘特生):为辅酶A组成部分,适用于肝、肾功能不良的高胆固醇血症患者。口服每次200毫克,每日3次,偶有胃肠道反应。

(3)普罗布考(丙丁酚):有抑制甲羟戊二酰辅酶A还原酶,使胆固醇生成减少的作用。本品的最大特点是降低血清总胆固醇不依赖于低密度脂蛋白受体,对受体缺乏导致的家庭性高胆固醇血症有效,且有抗氧化作用和延迟动脉粥样硬化斑块形成的作用。近年来,还发现其对血管内皮功能有保护作用。口服每次0.5～1.0克,每日1～2次,偶有胃肠道反应。

(4)中成药:①血脂康。从红曲菌中提取,含有他汀类药的成分。有较明显的降低血清总胆固醇、低密度脂蛋白、三酰甘油水平及升高高密度脂蛋白水平的作用,并有保护血管内皮功能、抑制动脉粥样硬化斑块形成的作用。口服每次2粒(每粒0.3克),每日2次。偶有轻度胃肠道反应,孕妇、哺乳期妇女慎用。②脂必肽。片剂,由红曲菌中提取,含有他汀类药成分。适用于高胆固醇血症或混合型血脂异常(以血胆固醇增高为主)。口服每次3片,每日3次。胶囊,由红曲、山楂、泽泻等组成,其调脂效果明显。口服每次1粒(每粒0.24克),每日2次。偶有轻度腹泻,适用于长期服用,或伴有肝、肾功能不全者。

(5)胆酸螯合剂(树脂类调脂药):如考来烯胺(消胆胺)、考来替泊(降胆宁)和降胆葡胺(调脂3号树脂),均为每次4～5克,每日 3 次。这类药物若足量服用，其降血清总胆固醇水平的效果与他汀类药相似。遗憾的是这类药物口服剂量大，消化道不良反应多，患者难以耐受，目前国内已很少使用。

3. 单纯性高三酰甘油血症患者选用的药物

(1)贝特类药：①非诺贝特。经高科技微粒处理，为微粒型，口服吸收率高。适用于家族性高三酰甘油血症或混合型血脂异常(以血三酰甘油增高为主)。每晚口服 1 粒(200 毫克)；如服片剂，每次 1 片(0.1 克)，每日 3 次。或缓释片剂(利必非)，每晚 1 片(0.25 克)。长期服用偶可引起血清丙氨酸氨基转移酶水平升高，有肝、肾功能不全者禁用。②苯扎贝特。主要降低血清三酰甘油和升高高密度脂蛋白水平，并可改善糖代谢障碍。适用于高三酰甘油血症或混合型血脂异常，特别适用于糖尿病伴血脂异常患者。口服每次 1 片(200 毫克)，每日 3 次；或缓释胶囊，每晚 1 粒(400 毫克)。不良反应少，偶可引起血清丙氨酸氨基转移酶水平升高。③吉非罗齐。适用于高三酰甘油血症或混合型血脂异常患者。口服每次 1 粒(300 毫克)，每日 2 次。不良反应发生率低，主要有消化道反应、血清丙氨酸氨基转移酶水平升高、皮疹等。国外研究结果表明，服药后可使血清三酰甘油水平下降 35％以上，冠心病发生率下降 34％，冠心病总死亡率降低 28％。

(2)烟酸类药：①烟酸。为 B 族维生素类药物，有一定的扩张血管作用。一般从小剂量开始，口服每次 1 片(100 毫克)，每日 3 次，饭后服用。3～7 日后逐渐增加剂量。如每次用量达 3～6 克，则易产生颜面潮红、胃溃疡、肝功能异常等不良反应，患者难以耐受。有时还可以加重糖尿病，增加血尿酸水平。因此，有糖尿病、溃疡病、痛风、肝功能不全者禁用。②烟酸肌醇。为烟酸的酯类。口服每次 1～2 片(每片 0.2 克)，每日 3 次。偶有轻度恶心，对降血三酰甘油有一定效果。③阿昔莫司。为烟酸衍生物，能改善糖

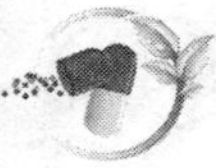

耐量，适用于糖尿病伴血脂异常患者。每晚临睡前口服250～500毫克，如病情需要，可在早上再加服250毫克，偶可引起血清丙氨酸氨基转移酶水平升高。

控制血压及血脂并非简单地让调脂与降压药物各自为政，而是要根据临床试验的研究结果科学配伍，发挥两类药物的协同作用，以获得1+1>2的作用效果。研究发现，与β受体阻滞药阿替洛尔加用阿托伐他汀相比，新的联合用药方案（氨氯地平加阿托伐他汀）使患者致死性冠心病和非致死性心肌梗死发作的相对风险减少39%；接受冠脉介入治疗和搭桥手术的风险减少27%。

4. 血脂异常伴高血压宜选用的降压药

（1）血管紧张素转化酶抑制药：如卡托普利（开搏通），为短效制剂，口服每次12.5毫克，每日2～3次；或贝那普利（洛汀新），为长效制剂，口服每次10毫克，每日1次；或福辛普利（蒙诺），为长效制剂，适用于肾功能不全患者，口服每次10毫克，每日1次。

（2）钙拮抗药：如维拉帕米（异搏定），适用于心率偏快的患者，口服每次40毫克，每日3次，缓释片每次240毫克，每日1次；或硝苯地平（心痛定），为短效制剂，适用于心率较慢的患者，口服每次5毫克，每日3次；或硝苯地平控释片（拜新同），每次30毫克，每日1次；或非洛地平（波依定），普通片，每次5～10毫克，每日2次；缓释片，每次10毫克，每日2次；氨氯地平（络活喜），为长效制剂，每次5毫克，每日1次，可维持24小时的降压疗效。

（3）α受体阻滞药：如哌唑嗪（脉宁平），每次2.5毫克，首剂睡前服，以后每日2～3次；或特拉唑嗪（高特灵），首剂1毫克，睡前服，以后每次2毫克，每日1次；或多沙唑嗪（喹唑嗪），每次1毫克，每日1次。服药期间要注意防止直立性低血压，夜间入睡尽量避免起床，以防意外。

5. 血脂异常伴高血压不宜使用的降压药

(1)利尿药:大剂量的利尿药(噻嗪类和襻性)至少在短期内可升高血清胆固醇、三酰甘油;小剂量的利尿药则可避免这类影响。利尿药有降压作用,但长期服用氢氯噻嗪(双氢克尿噻)和氯噻酮,可使血清总胆固醇和三酰甘油升高;呋塞米(速尿)可降低高密度脂蛋白水平。长期服用利尿药会引起血脂异常,一般认为可能与糖代谢异常有关。用利尿药治疗的患者,血中胰岛素水平增高,同时血糖也升高,糖耐量降低,说明机体对胰岛素产生了抵抗作用。

(2)β受体阻滞药:能一过性增高三酰甘油,并降低高密度脂蛋白;但仍显示出能减少猝死和总死亡率,以及防止心肌梗死再发的作用。如普萘洛尔(心得安)等,一般在服用2周时,可使三酰甘油升高,高密度脂蛋白降低,服用1年时不仅使三酰甘油升高,高密度脂蛋白降低,且使血清总胆固醇和低密度脂蛋白也升高。但应用具有内源性拟交感活性的β受体阻滞药,如吲哚洛尔(心得静)则对血脂无影响,且可使高密度脂蛋白升高。

(3)复方降压片:它是最常用的降压药之一,患者用药后血压缓慢下降,但三酰甘油和胆固醇却明显增高。复方降压片对血脂的不利影响还会降低高密度脂蛋白,这就更容易使血液中的胆固醇增多,促进动脉硬化的进展。

(三)血脂异常并发动脉硬化的用药

1. 动脉硬化患者宜进行调脂治疗

动脉粥样硬化性疾病是一种全身性疾病,同时又是许多心脑血管疾病的诱因,因此抗动脉粥样硬化在预防心血管事件中显得尤为重要。而他汀类药的调脂治疗被确立为防治动脉粥样硬化的

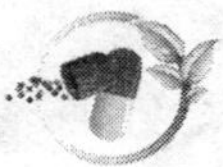

基本措施。

血脂异常→动脉硬化→心脑血管病的发病规律，给许多人带来了烦恼，经过临床医生的不懈努力，最近终于取得了突破。有人采用调脂药物普伐他汀治疗动脉硬化：每晚口服10毫克，共1年，绝大多数患者血液中的胆固醇、三酰甘油及低密度脂蛋白的含量明显降低，而对人体有益的高密度脂蛋白含量增高，同时动脉硬化斑块明显缩小。此外，洛伐他汀、血脂康等调脂药物都有消退动脉斑块、减少血栓、恢复血管通畅的功效。为此，在血脂异常、动脉硬化阶段就进行调脂治疗，可以避免心脑血管疾病等严重并发症的发生。

2. 他汀类药可延缓和逆转动脉硬化

经长期的临床观察，肯定了调脂药物治疗可以使动脉内膜粥样斑块缩小。有人通过彩色电脑声像仪，对发现颈动脉内膜有突起斑块的患者，采用调脂药物辛伐他汀治疗，每晚口服10毫克，共1年。其中仅发现少数患者出现不严重的不良反应，而绝大多数接受治疗的患者，血液中的胆固醇、三酰甘油及低密度脂蛋白含量明显降低，而高密度脂蛋白含量增高，同时伴随动脉内膜的粥样斑块也明显缩小，显示调脂药物治疗具有减缓冠状动脉和颈动脉粥样硬化的良好作用。

调脂药物可降低血液中低密度脂蛋白，提高高密度脂蛋白，有助于阻止脂质对血管壁的浸润，保持动脉壁原有斑块的稳定性，防止血栓形成。目前，临床多采用他汀类调脂药物，如辛伐他汀、洛伐他汀、普伐他汀、氟伐他汀等。最近，国际上对有效降低胆固醇的他汀类药罗苏伐他汀的研究表明，它可以有效地降低早期动脉硬化患者得心脏病的概率。即便是血脂正常的人也可服用调脂药物进行抗动脉硬化治疗。

此外，他汀类药的用药剂量也应引起重视。虽然从宏观上说，他汀类药是安全的，但用药剂量不当，也会引起不良反应。

3. 动脉硬化患者调脂宜选用他汀类药

数千年来，人们渴望健康长寿，青春永驻，但生老病死是自然规律，谁也不能幸免。就像动脉硬化，自人出生一刻起动脉就会逐渐发生硬化，只是每个人情况不同，会有快慢之分，很多人也在想方设法地延缓动脉硬化的进程。但严格来说，只有从婴儿时期开始持之以恒地合理饮食起居，采取科学的生活方式，才是延缓动脉硬化进程最基本和最有效的方法。

动脉硬化的危险因素，如高血压、糖代谢异常或糖尿病、肥胖或超重等，若能早诊断，积极防治达标；戒烟限酒，纠正缺少运动的不良习惯，也可以大大延缓动脉硬化进程，减少心脑血管疾病的发生和死亡。

但是，有些危险因素是不能改变的，如年龄、性别，对于遗传因素也尚无良策。由于动脉硬化发生、发展的原因尚未完全清楚，参与动脉硬化因素牵涉面较广泛，尚存在很多未知数。因此，根据现在的医学水平要完全“消灭”动脉硬化是做不到的。即使把已知的动脉硬化的危险因素完全达到靶目标，虽然能显著降低心脑血管疾病的发病率和死亡率，但仍有部分人还会发生心血管疾病，或因此而死亡，即仍然存在“心血管剩余风险”。那么，目前是否有减少动脉硬化进程的药物呢？根据循证医学已经证实，他汀类药能够做到。

长期使用大剂量他汀类药，如瑞舒伐他汀每日 20～40 毫克，阿托伐他汀每日 40～80 毫克，可阻止动脉硬化的进展，甚至使动脉硬化斑块逆转和消退。降压药钙离子拮抗药中的二氢吡啶类药物如氨氯地平等，也已被证实具有抗动脉硬化和逆转颈动脉内膜中层厚度的作用。血管紧张素转化酶抑制药和血管紧张素Ⅱ受体拮抗药也有延缓动脉硬化的作用。

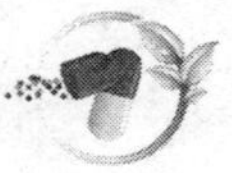

4. 调脂治疗可搬掉动脉里的斑块

冠心病是指心脏上的血管(冠状动脉)因粥样硬化斑块(或血栓)造成阻塞,使心肌供血减少或中断,患者表现为心绞痛或急性心肌梗死。动脉粥样硬化斑块有“软”有“硬”,软斑块就像个皮薄馅大的饺子,容易破裂,进而局部很快形成血栓,阻塞血管,引发心肌梗死/猝死。他汀类药是目前抗动脉粥样硬化治疗最好的药物。长期服用他汀类药能改变斑块的性质,使“软斑”变“硬斑”,减少急性血栓事件。研究显示,服用他汀类药治疗 3 年后,冠心病患者发生心肌梗死的危险下降 59%。

治疗高胆固醇血症的目的是减缓或停止动脉壁上的斑块增长,预防动脉壁上的“定时炸弹”爆炸,避免心肌梗死、脑卒中、猝死等严重事件的发生。因此,需要使动脉壁上“饺子”里的“油汤”尽量少,也就是降低低密度脂蛋白,同时使“饺子皮”尽量增厚,变结实。大量研究证实,他汀类药不仅降低低密度脂蛋白最有效,而且可以稳定斑块。人类不仅有希望使动脉壁上的“定时炸弹”不爆炸,而且有办法把它们清除。

5. 他汀类调脂药可减少硬化斑块破裂

他汀类调脂药,如辛伐他汀、普伐他汀等一类药物,除了能降低血液中的胆固醇以外,尚具有稳定斑块、抗炎等作用,减少斑块破裂的概率,从而降低心脑血管疾病事件。大规模的临床研究都证实,心脑血管疾病患者长期服用该类药物可以减少死亡率。

另外,研究还证实,血液中血脂的水平与局部动脉斑块对血管的阻塞程度、斑块的稳定性都没有关系。也就是说,即使血液中的血脂正常,也不代表局部组织斑块情况正常。所以,即使血液中的血脂处于正常水平,只要患有冠心病、心肌梗死、糖尿病、脑卒中等高危人群,必须服用调脂药,以减少心脑血管突发事件的发生。

(四)血脂异常并发冠心病的用药

1. 血脂异常并发冠心病调脂至关重要

冠心病并发血脂异常时,血脂异常到什么程度应该进行调脂治疗呢?对无任何危险因素的一般血脂异常而言,总胆固醇＞6.24毫摩/升(240 毫克/分升),低密度脂蛋白＞4.16 毫摩/升(160 毫克/分升)时就应该开始药物治疗。而对有上述冠心病危险因素者,总胆固醇高到 5.72 毫摩/升(220 毫克/分升),低密度脂蛋白高到 3.64 毫摩/升(140 毫克/分升)时就应该开始药物治疗,治疗达到的目标值为总胆固醇＜5.20 毫摩/升(200 毫克/分升),低密度脂蛋白＜3.12 毫摩/升(120 毫克/分升)。冠心病患者应该进行更积极的调脂治疗,当总胆固醇＞5.20 毫摩/升(220 毫克/分升),低密度脂蛋白＞3.12 毫摩/升(120 毫克/分升)就应该开始药物治疗,且总胆固醇应降到＜4.8 毫摩/升(180 毫克/分升),低密度脂蛋白应降到＜2.26 毫摩/升(100 毫克/分升)。心绞痛和心肌梗死后患者不管有没有血脂异常,都应该进行调脂治疗。

目前,常用而疗效确切的调脂药物有他汀类:如洛伐他汀、辛伐他汀、普伐他汀、氟伐他汀、阿托伐他汀等,这类药物主要是降低总胆固醇和低密度脂蛋白,同时有降低三酰甘油和升高高密度脂蛋白的作用,高密度脂蛋白有保护心血管的作用,血中高密度脂蛋白低也会增加患冠心病的危险。根据血脂异常的严重程度,各种药物作用和剂量不同,服药可降低总胆固醇 20%～40%,降低低密度脂蛋白 27%～50%,降低三酰甘油 15%～35%,升高高密度脂蛋白 4%～8%。另一类药为贝特类,主要用于高三酰甘油血症或以高三酰甘油血症为主的混合型血脂异常。如非诺贝特(微粒化制剂)、吉非罗齐、苯扎贝特等,可降低三酰甘油 20%～50%,同

 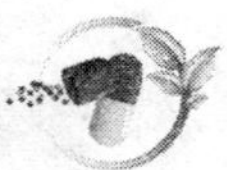

时也可降低总胆固醇和低密度脂蛋白，但降低总胆固醇作用很弱。第三类药为烟酸及其衍生物：如烟酸、阿昔莫司，主要用于高三酰甘油血症。可降低三酰甘油20%～50%，同时也可降低总胆固醇9%～25%和低密度脂蛋白。第四类药物为胆汁酸螯合剂，如考来烯胺（剂量为4～16克，每晚1次或分3次进餐时服用），考来替泊（剂量为10～20克，每晚1次或分2次进餐时服用），可降低低密度脂蛋白15%～30%，升高高密度脂蛋白3%～5%，对降三酰甘油无效。

调脂治疗中应注意的问题包括：①必须强调达到上述目标值，才能取得满意的疗效。②长期服用，持之以恒，停药可使血脂异常复发。③改变生活方式，如减少饱和脂肪酸和胆固醇的摄入，增加体力活动，控制体重。对于无任何危险因素的血脂异常患者，可先行改变生活方式，调脂效果不满意再行药物治疗。④调脂药可使部分患者丙氨酸氨基转移酶升高，因此治疗开始3个月内要注意复查肝功能，有些患者轻度丙氨酸氨基转移酶升高继续服药会自行恢复正常，如丙氨酸氨基转移酶升高超过正常值的3倍，就应停药。⑤对于单用一种药，增加剂量后疗效仍不满意的，可与另一类药合用，如他汀类＋贝特类，但剂量宜小，并密切注意不良反应。⑥由于第一、二类药都可引起肌溶解症，所以，一旦服药后出现肌痛、乏力，应立即停药。⑦治疗必须强调个体化，即根据个人血脂异常、患冠心病的危险程度确定用药剂量。

2. 冠心病患者调脂药不可缺少

调脂药主要指降低血胆固醇水平的药物，众所周知，胆固醇等物沉积于动脉壁是动脉粥样硬化发生的基础，调脂药不仅可以减少胆固醇在动脉壁的沉积，还可以促进已经形成的动脉硬化斑块消退，“软化”血管，清除血管内“垃圾”，达到冠心病治本作用。更重要的是，调脂药还可以稳定斑块，起到血管内“灭火器”的作用，使已经“起火”、有可能发展为心肌梗死的斑块“冷却”下来，保护患者的生命。

需要说明的是，临床上冠心病患者是否需要使用调脂药，是根据病情的轻重程度来决定的，危险程度不同，降低的要求不同，不能简单依照检验单上的参考值来决定。一般低密度脂蛋白的治疗目标要求降至2.6毫摩/升(100毫克/分升)以下，高危患者，如高血压、糖尿病患者则要求降至2.08毫摩/升(80毫克/分升)，低于普通检验单正常值。至于患者担心“调脂药会损伤肝脏”，其实，调脂药治疗的获益远大于不良反应。因此，只要患者在医生指导下正确使用调脂药，并定期监测不良反应，适时调整药物及剂量，调脂药的使用还是安全的。

3. 调脂药对冠心病患者的有益作用

冠状动脉粥样硬化斑块中的主要成分是胆固醇，血胆固醇水平越高，患冠心病的概率就越大。因此，降低血胆固醇水平对预防和治疗冠心病至关重要。

毫无疑问，冠心病是当代最常见、对人类健康最具威胁的心血管病之一。其病因虽还难以说得很明白、很透彻，但该病的发生、发展与许多易患因素(或危险因素)，如血胆固醇异常(总胆固醇，特别是低密度脂蛋白升高或高密度脂蛋白降低)、高血压、糖尿病、吸烟等的密切关系已不容置疑。在上述诸多易患因素中，研究开始得最早、持续时间最长，所得证据最多、最充分的当推胆固醇与冠心病的关系。人们已知道，冠心病患者冠状动脉粥样硬化斑块中的主要成分是胆固醇，动物实验也证实了这一点。给实验动物喂高胆固醇食物其动脉血管很容易形成粥样斑块；反之，给予低胆固醇食物，则不易形成粥样斑块。血胆固醇水平愈高的人，其冠心病发病率也愈高；若设法使人群血胆固醇水平降低10%，就可使其冠心病死亡率下降20%。高密度脂蛋白降低者易患冠心病，若

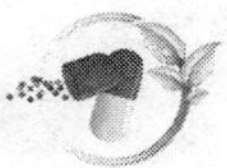

使高密度脂蛋白升高1%，患冠心病的风险则降低2%～3%等。因此，长期以来如何调控血胆固醇水平，是医学家、药学家、营养学家及广大患者共同关心的问题。

他汀类药的应用给血脂异常及冠心病患者带来了曙光。调脂药除了调节血脂外，还有多种其他作用，如稳定斑块，增强内皮功能，减轻炎症，减少血栓形成，降低斑块破裂及血栓形成的危险，从而减少急性心肌梗死、猝死等临床心血管事件的发生。因此，冠心病患者应该在医生的指导下，合理地应用调脂药物，并定期监测肝功能等指标。

4. 冠心病患者宜开始调脂药治疗的时间

需要调脂的人包括高危患者和极高危患者，而不是所有患者。所谓高危患者是指确诊的冠心病或冠心病等危症如糖尿病、脑卒中、有症状的颈动脉硬化的患者。

所谓极高危患者是指确诊的冠心病伴有：①多个主要危险因素(特别是糖尿病)。②主要危险因素控制不好(特别是继续吸烟)。③代谢综合征的多项危险因素。④急性冠状动脉综合征。

当前主张，早治疗，早获益。即冠心病患者应该尽早使用调脂药。患者住院期间就应该开始用他汀类调脂药治疗。他汀类调脂药可以显著降低低密度脂蛋白。

5. 冠心病患者血脂正常者宜服用调脂药

近年来，人们普遍关注血脂的变化，许多冠心病患者愿意接受调脂治疗。但是，如果认为血脂检查正常的冠心病患者无须服用调脂药，这种观点是错误的。

对于血脂检查属于正常的冠心病患者是否需要采用调脂药进行干预，一直是个有争议的问题，也常常会遭到患者的拒绝。通过对调脂药的“非调脂”作用的深入了解，目前多数人主张，对于明确

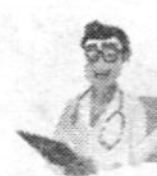

诊断为冠心病者(通过症状、心电图检查及冠状动脉造影等),特别是有频发胸痛发生的患者,即便血脂检验结果在正常范围内,也应在采取控制饮食、减轻体重、适当活动的基础上,配合调脂药治疗,这对于稳定病情,防止冠脉综合征的发生(包括不稳定性心绞痛、急性心肌梗死、心源性猝死等)十分有利。

经几项大规模的研究结果发现,他汀类药对冠心病患者来说,受益不仅来自于它的调脂作用,而且还包括该类药物的其他特殊作用:①稳定冠状动脉斑块。②可减少冠状动脉斑块的形成速度。③阻止血小板的聚集,减少血小板生成血栓,而血小板的上述作用在冠脉血栓形成、产生心脏意外事件的发生中起着主导作用。由上所见,冠心病患者适当选用调脂药治疗是“二级预防”,即防止冠心病意外事件发生的有效措施,权衡药物的利弊,目前多数人认为只要用药合理,有利因素是不容置疑的。

有些冠心病患者的血脂都在检验单的“正常值”范围内,可医生还是为患者开了调脂药。这些患者难免疑惑,其道理何在呢?原因有以下几点:①血脂的理想范围因人而异。目前,我国几乎所有医院的血脂检验报告单上,只有血总胆固醇高于 6.2 毫摩/升(240 毫克/分升)才标明为异常。其实,这所标明的是健康患者理想范围,而根据冠心病患者的标准要求,胆固醇患者处于这种“正常值”范围往往都已经太高了。因为对于冠心病患者,血脂的理想水平应该是,总胆固醇低于 4.8 毫摩/升(185 毫克/分升),低密度脂蛋白要低于 2.6 毫摩/升(100 毫克/分升);而健康人,低密度脂蛋白只要不超过 4.1 毫摩/升(158 毫克/分升)就可以了。可见,冠心病患者的血脂的理想水平要比一般人要求严格。②血脂可随病情发生变化。急性心肌梗死、脑卒中急性期、感染性疾病及心力衰竭患者可能影响血脂水平。在急性心肌梗死发病后 12～24 小时,低密度脂蛋白就开始下降,一周内降低最多,因此在此期间抽血检验的血脂水平并非其真实水平,只有等到病情稳定 3 个月后,

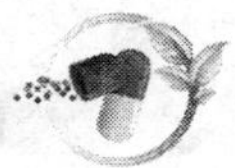

血脂水平才恢复到真实的状态。所以,急性期的血脂不高只是一种假象,医生还得根据患者的病情应用他汀类调脂药。

6. 他汀类调脂药是治疗冠心病的神奇药物

(1)他汀类药调脂作用强及疗效肯定:他汀类药是目前已知最强的降低密度脂蛋白的药物,具有确切的防治冠心病和减少死亡的作用。

(2)他汀类药功能多样:他汀类药是一类调脂药,但是它们不仅仅是只具有调脂作用,还有其他一些作用。常常有这样一些冠心病患者,他们心绞痛发作次数很多,每次发作也很严重,可是做了冠脉造影检查,却发现血管狭窄并不严重。这是因为有很多心绞痛是因为血管收缩、痉挛引起的。他汀类药可以改善血管功能,使得血管舒张,所以能减少和减轻心绞痛发作。他汀类药还可以稳定动脉粥样斑块,使它们不容易破裂而形成血栓,从而减少心肌梗死的发生。此外,他汀类药对防治骨质疏松也有好处。

(3)他汀类药不良反应少:服用他汀类药的患者很少因为发生了不良反应而停药。有少数患者可能会出现胃部不舒服或便秘等,但这常常比较轻微,并不影响继续服药。只有1‰的患者可能发生肌病,引起肌肉疼痛,如果万一有这种反应,应立即请医生检查、处理,停药后大多会恢复。

7. 冠心病患者宜服用他汀类调脂药

人体血液里的胆固醇大部分是在肝脏合成的,而非直接来自食物。他汀类调脂药一方面可以阻止胆固醇的合成,使得进入到血液里的胆固醇减少;另一方面,它们还可以增加肝脏清除血液里胆固醇的能力。这样一来,血液里的胆固醇就有了明显的下降,血管壁上的斑块稳定了,冠心病、心肌梗死等危险也就明显降低了。研究表明冠心病患者服用他汀类药随访 5 年左右,低密度脂蛋白

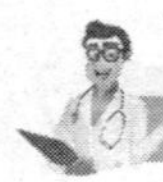

下降35%,高密度脂蛋白上升8%,使得冠心病死亡的危险性下降42%。

(1)哪些冠心病患者群需要服用他汀类药:基于大量的循证医学证据,各国稳定型心绞痛和急性冠状动脉综合征治疗指南均一致推荐:所有冠心病患者均应接受他汀类药治疗而无须考虑低密度脂蛋白水平。2010年《血脂异常老年人使用他汀类药物中国专家共识》临床指南明确指出:用他汀类药使血脂达标后应坚持长期用药,如无特殊原因不应停药。突然停药后短期内的血脂异常,可使心血管事件明显增加。他汀类药已成为冠心病二级预防的基石。

(2)安全使用他汀类药:他汀类药应用已有20多年,大量研究证实他汀类药是安全的,他汀类药引起肝酶升高在1%左右,是可逆的,呈剂量依赖性。他汀类药最严重的不良反应是肌溶解,全球统计发生率为百万分之一。因此,在医生指导下长期服用他汀是安全的。

8. 急性心肌梗死时也宜使用他汀类药

一些著名的研究都已证实,他汀类药可以有效预防心肌梗死和不稳定心绞痛的发生,然而出于研究的安全性和实施性等方面的考虑,它们大多是针对稳定性冠心病的患者。最近,有一些新的研究表明,急性心肌梗死患者,尽早服用他汀类药也可获得明显的益处。

大家知道,急性心肌梗死来势凶猛。它们常由于血管的粥样斑块破裂、引起出血和血栓形成而发生。他汀类药除了有调脂的功效外,还可改善血管功能,稳定斑块,使斑块进展减慢或回缩,防止血栓形成。这有利于急性心肌梗死患者的康复,降低病情反复的危险。因此,专家们提倡急性心肌梗死的患者要及早服用他汀类药,甚至提倡在来不及检验血脂时,立即让患者服用他汀类药,以此作为急性心肌梗死的一项治疗措施。

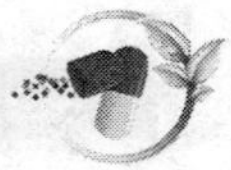

9. 冠心病患者康复出院仍宜服用他汀类药

冠心病主要是动脉硬化导致的,他汀类药降血脂的同时可以稳定斑块和抗氧化,是动脉硬化患者长期服用的药物。冠心病急性发作虽然经过住院的药物治疗或者介入治疗及手术被控制了,但由于血液中的低密度脂蛋白会不断合成,因而血管中的斑块也就不会消失,所以患者出院以后还要严格控制低密度脂蛋白水平,并坚持用药。有数据显示,冠心病患者如果不控制胆固醇,10 年内发生心肌梗死或冠心病死亡率大于 20%,而使用他汀类药,可使冠心病患者的“坏胆固醇”水平降低约 1/3,从而减少心肌梗死再发率及死亡率。

10. 已行冠脉扩张术或安装了支架的冠心病患者仍宜服用他汀类药

冠心病是指心脏上的血管(冠状动脉)因粥样斑块(或血栓)造成阻塞,使心肌的血液供应减少或中断,患者表现为心绞痛或急性心肌梗死。随着科学技术的发展,医生可应用一支特制的导管,扩张阻塞的冠状动脉,并在阻塞血管处放置一特殊的支架,以防止此处血管再阻塞。这就是人们常说的冠心病介入治疗技术。这项高科技的新治疗方法确实给冠心病患者带来了很大的益处。但是,显然这种治疗只部分缓解了明显的狭窄性血管病变,治疗的范围也有限。但是,冠心病是所有的冠状动脉都可能累及并发生不同程度的动脉粥样硬化的疾病,即使是已行了冠脉扩张或装了支架的冠心病患者仍然需要服用他汀类药。

11. 冠心病患者搭桥术后仍宜调脂治疗

当心脏血管发生严重狭窄或闭塞的时候,冠状动脉搭桥手术是挽救患者生命的重要手段。搭桥手术后患者还应坚持调脂治

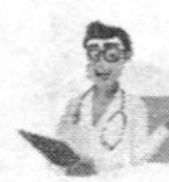

疗，以防血管再次狭窄。许多患者对此重视不够，或认识有误，导致手术远期效果不佳，甚至心肌梗死复发。

有些患者认为，冠心病搭桥术后，冠心病已治好了，没有必要再进行调脂治疗。事实上，搭桥术后心肌虽然恢复了正常供血，解除了心绞痛，但手术不能解决引起动脉粥样硬化的危险因素，如血脂异常。冠心病搭桥术后患者调脂治疗至关重要。

也有患者看血脂检验单的结果正常，就误认为自己血脂已正常，无须调脂了。实际上，心血管疾病患者与正常人的高胆固醇血症的诊断标准和治疗达标值是不同的。危险性越高的患者诊断标准越低，达标值也越低。已有心肌梗死、冠脉搭桥术后和糖尿病患者当总胆固醇＞5.20 毫摩/升（200 毫克/分升），低密度脂蛋白＞3.12毫摩/升（150 毫克/分升）时，就应该开始药物治疗。目标应降低到胆固醇＜4.68 毫摩/升（180 毫克/分升），低密度脂蛋白＜2.60 毫摩/升（100 毫克/分升）。

搭桥术和（或）介入治疗后的患者合理饮食是很重要的，但做搭桥术和（或）介入治疗的患者绝大多数血脂异常是由慢性代谢异常所致，也就是说血脂异常主要原因是内因。改变饮食后，一些人会有轻微疗效，但饮食疗法只能作为调脂治病的基础，单用饮食疗法并不能达到有效调节血脂的目的，更谈不上血脂达到正常范围。要调脂必须服药，而且目前并没有证据表明血脂正常后可以减量或停药。血脂达到正常范围后减少药量往往引起血脂反弹，因此只要没有特殊情况，如出现严重或不能耐受的不良反应，就不应减量。

12. 冠心病患者调脂的主要目标

冠心病调脂治疗目标是，总胆固醇小于 4.68 毫摩/升（180 毫克/分升），低密度脂蛋白小于 2.60 毫摩/升（100 毫克/分升），三酰甘油目标值为小于 1.70 毫摩/升（150 毫克/分升）。但是，高密度脂蛋白目标值是越高越好，一般认为至少应大于 1 毫摩/升（40

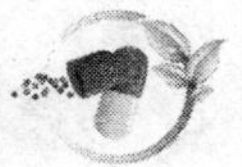

毫克/分升)为宜。

强化调脂的目标是什么:①高危患者,包括冠心病和冠心病等危症,胆固醇至少要降到 2.6 毫摩/升(100 毫克/分升)以下。②极高危的患者,如做了搭桥术不戒烟,或者是急性冠状综合征,如果有可能,应该把低密度脂肪胆固醇降到 1.8 毫摩/升(70 毫克/分升)以下。③这些高危的患者,在用他汀类药前,不管低密度脂肪的水平是多高,在基线水平上,经过他汀类药治疗后应降幅降低 30%~40%。

13. 冠心病患者宜长期服用调脂药

研究表明,血清总胆固醇水平下降 1%,则冠心病的发生率下降 2%。故冠心病患者需要长期服用调脂药,即使血脂正常也持续服用,因为这样可"防患于未然",对人体总是有益的。因此,只要有冠心病,不论血脂异常与否,均应长期服用调脂药。长期调脂治疗可以减少冠心病、心绞痛、心肌梗死的发生率和死亡率。

14. 冠心病患者血脂水平正常也不宜停用调脂药

不少冠心病患者经过一段时间的治疗,会发现自己的低密度脂蛋白水平已经降到检验单的标准值范围内了,这时很多人以为自己远离了威胁。

实际上即使过了急性发作期,也需要随时关注低密度脂蛋白水平,并将其控制在 2.6 毫摩/升(100 毫克/分升)以下。如果是曾接受心脏介入手术的冠心病患者或冠心病并发糖尿病患者均属极高危人群,其胆固醇水平应该控制得更低,即 2.0 毫摩/升(80 毫克/分升)。所谓血脂检验单上的"正常值",都是按健康人的标准评判的。冠心病患者的参照标准远严格于正常人。

大量权威循证医学证据表明,一旦确诊为冠心病,从危险程度来说,即属于"高危患者",就应该进行他汀类药治疗,而且"越早越好”。

研究结果证实，血脂异常尤其是低密度脂蛋白升高对冠心病的危害最大。除了血脂异常之外，冠心病的其他危险因素包括男性、冠心病家族史、吸烟、高血压、糖尿病、肥胖等。这就意味着防治冠心病有两部分人需要调脂治疗。一部分人是有冠心病危险因素而目前无冠心病患者，通过调脂治疗预防冠心病，称为一级预防。另一部分人是冠心病患者，必须接受调脂治疗，且调脂治疗重点应放在降低低密度脂蛋白上，称为二级预防。长期达标的调脂治疗，可以使冠状动脉粥样斑块稳定或消退，减轻冠状动脉狭窄。如冠状动脉狭窄减轻1%～2%，心肌供血可以增加20%～30%。使人欣慰的是，冠心病患者接受调脂治疗后，可以降低其急性心肌梗死、猝死发生率，减少冠脉搭桥术、冠脉支架置入术等。

15. 冠心病患者不宜随意停用他汀类药

很多患者因害怕他汀类药会引起肝脏损伤，便擅自减少他汀类药的剂量，甚至停药便会产生两个严重问题。

(1)大量循证医学证据表明，他汀类不仅不是肝毒药，对冠心病、脑卒中和糖尿病患者在长期居家自我管理时，常规使用的20毫克阿托伐他汀，甚至比阿司匹林还安全。

(2)冠心病、糖尿病和脑卒中患者不要停药，也不要随便减少剂量。高危患者要持续将低密度脂蛋白降至2.6毫摩/升，装过支架的患者、心肌梗死、糖尿病并发冠心病的患者，低密度脂蛋白必须降到2.0毫摩/升以下，才能真正有效预防再次复发。

16. 冠脉搭桥手术或支架介入治疗后忌不再服用调脂药

冠心病是一种病因不清的疾病，迄今缺乏根治手段，冠状动

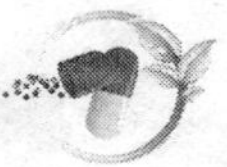

脉搭桥手术或是支架介入治疗只能达到缓解症状的目的。冠状动脉搭桥手术的长期效果与术后康复治疗有关,其中,调脂治疗是一个重要方面。但是,目前在调脂治疗中普遍存在不规范现象,应引起大家注意。

冠心病搭桥术后,虽然恢复了心肌正常供血,解除了心绞痛,防止了严重并发症的发生,但手术不能解决引起动脉粥样硬化的危险因素如血脂异常。血脂异常中最关键的是总胆固醇和(或)低密度脂蛋白升高。因此,冠心病搭桥术后调脂治疗至关重要。为了减缓或阻止冠心病等动脉粥样硬化疾病的进程,保证搭桥血管或是冠脉内支架畅通,必须坚持长期乃至终身的药物治疗。

(五)血脂异常并发脑卒中的用药

1. 他汀类药是脑卒中防治的基石

脑卒中和动脉硬化有明显关系,动脉粥样硬化斑块破裂造成血栓形成,血栓脱落栓塞远端及原位血栓是造成脑卒中的原因,可见他汀类药是脑卒中防治的基石。我国脑卒中二级预防阿司匹林应用高于世界平均水平,而他汀类应用只有 10%,国际平均水平为 69.4%。由此可见,在脑卒中的一级、二级预防,他汀类的应用是远远不足的。

他汀类药之所以能够起到预防脑卒中的作用,是因为他汀类药通过降低低密度脂蛋白,轻微增高高密度脂蛋白,通过恢复内皮细胞的功能,通过对炎症和免疫激活反应的抑制,最后达到稳定斑块甚至斑块逆转的作用。

在临床中,他汀类药证实了在动脉硬化疾病的处理方面,他汀类药治疗减少主要心血管事件,如死亡、心肌梗死和脑卒中的疗效已经超越所有其他药物。在对他汀类药用于脑卒中预防的研究中发现，他汀类药用于脑卒中的一级预防，可以减少脑卒中危险因素21%；他汀类药用于脑卒中的二级预防，减少脑卒中危险趋势极为明显。此外，他汀类药对冠心病也有明显的预防作用，如果在降压和抗血小板治疗基础上，积极应用他汀类药治疗，可以进一步减少脑卒中的发病。

2. 血脂异常并发脑卒中的调脂用药

他汀类药是降低胆固醇，从而防治心肌梗死和脑血栓最有效的药物。他汀类药能显著降低低密度脂蛋白，同时也降低三酰甘油和轻度升高高密度脂蛋白。此外，他汀类药还可能具有抗炎、保护血管内皮功能等作用，这些都与预防心肌梗死和脑血栓有关。近20年的临床研究显示，他汀类药是降低胆固醇、预防心肌梗死和脑血栓最有效的药物。

降胆固醇治疗要长期坚持。血脂异常是慢性疾病，其导致动脉粥样硬化和冠心病的影响持续存在，且逐步加重。大量研究证明，降胆固醇治疗时间越长，预防心肌梗死的益处越大，应长期坚持。与高血压、糖尿病治疗一样，一旦停药，降胆固醇药物对体内血脂代谢异常的治疗作用消失，低密度脂蛋白就会再次升高，所以应长期坚持服用降胆固醇药物。

患者要增强意识，积极降低胆固醇能够预防脑卒中复发。在高胆固醇患者中，强调要坚持服用他汀类药，可以有效预防脑卒中再次复发。而有一些患者不了解他汀类药的益处，不能坚持用药，很多患者将预防脑卒中的希望寄托于更便宜的中成药、非处方药，甚至是保健品，以致不能有效降低胆固醇。

为了防止脑卒中再次复发，已经发生了脑梗死的患者，要每3～4个月检查低密度脂蛋白，一般目标值要低于2.6毫摩/升(100毫克/分升)；患者如果还同时患有其他疾病如冠心病、糖尿病、代谢综合征，低密度脂蛋白目标值应小于2.0毫摩/升(80毫

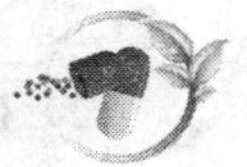

克/分升)。如果高于标准,要强调“坚持他汀类药治疗”的观念。大量国际研究汇总分析显示,他汀类药治疗3～5年可以使冠心病患者、冠心病高危患者、高血压患者和糖尿病患者发生心肌梗死、脑卒中和猝死等严重事件的概率降低20%～40%。

阿司匹林+他汀类药可降低脑梗死复发。脑梗死年复发率为4%～14%,其中脑卒中后1年内的复发约13%,此后4年,每年的复发为4%。抗血小板聚集药物广泛用于缺血性脑卒中的二级预防,而阿司匹林作为应用最广泛的抗血小板药,在二级预防的作用已得到循证医学的证实,阿司匹林治疗使软斑及溃疡斑减少,硬斑及扁平斑增多,说明阿司匹林在稳定动脉硬化斑块中起一定作用。多项研究表明,不论患者的血清胆固醇是否增高,接受辛伐他汀治疗后,脑卒中和短暂性脑缺血发作的发病率分别下降23%和5%。

(六)血脂异常并发肾病综合征的用药

1. 血脂异常并发肾病综合征的因素

肾病综合征是以大量蛋白尿(24小时尿蛋白超过3.5克)、血脂异常为特点的临床综合征。分为原发性和继发性两种,继发性肾病综合征可由免疫性疾病(如系统性红斑狼疮等)、糖尿病及继发感染(如细菌、乙肝病毒等)、循环系统疾病、药物中毒等引起。

蛋白尿(尿蛋白定量每日大于3.5克)、血浆白蛋白降低(血浆白蛋白小于30克/升)、水肿和血脂异常是肾病综合征的临床表现。肾病综合征在肾小球疾病中较常见。对肾病综合征的治疗是否得当直接影响患者的预后。

多数肾病综合征患者血浆脂类增加,甚至空腹时血浆可呈乳状。虽然血中多种脂类都可升高,但中性脂增加最多,胆固醇和三酰甘油均增多，其程度与血浆白蛋白下降呈负相关。早期血胆固醇 7.15 毫摩/升（276 毫克/分升），严重时可增高到 25.86 毫摩/升（998 毫克/分升）左右，胆固醇与磷脂的比例均匀增加到 1.28。患者皮肤可出现黄色瘤。

长期血脂异常可出现血管病变如动脉粥样硬化、栓塞、血栓形成。慢性肾功能不全患者，脂蛋白脂酶活性下降，引起三酰甘油分解障碍，由于慢性肾功能不全患者的血三酰甘油水平增高，血管病变轻易发生，所以须认真治疗血脂异常。

2. 血脂异常并发肾病综合征调脂药的选择

对肾病综合征的治疗是否得当直接影响患者的预后。肾病综合征患者最常发生高胆固醇血症。低密度脂蛋白升高是主要的脂质代谢异常。轻度的患者血清三酰甘油水平可以正常，仅表现为血清胆固醇水平升高；中度的患者除血清胆固醇水平升高外，三酰甘油水平也升高。一般来说，血清总胆固醇水平增高程度常与血清白蛋白含量成反比。当血清白蛋白含量低于 30 克/升时，可以出现严重的高胆固醇血症。但是，严重的患者（血清白蛋白含量低于 10 克/升），则血清胆固醇含量增高反而不明显，而主要表现为重度高三酰甘油血症。其原因可能与脂蛋白脂酶活性降低有关。

研究表明，肾性脂质代谢障碍增加冠心病的危险。因此，如果血脂异常持续存在，在对肾病综合征采取特殊治疗的同时，也应该使用能降低胆固醇的调脂药物。其中，他汀类调脂药如普伐他汀、辛伐他汀应作为首选药物。